U0908608

重庆市第九人民医院简介

重庆市第九人民医院位于北碚城区，由著名爱国主义实业家卢作孚先生于1927年创立。抗战爆发后，国立江苏医学院（今南京医科大学）于1939年搬迁到此，其附属医院（今江苏省人民医院）也在此开诊。历经90余年的建设，医院目前已发展为国家三级甲等综合医院、重庆市急救医疗分中心、重庆北部区域医疗中心、重庆医科大学北碚附属医院、西南大学附属医院。

医院有1个本部和3个分院，占地面积100亩，建筑面积11万平方米。目前编制床位1200张，在岗员工1650人。其中，高级职称技术人员219人，博士、硕士生（含在读）222人。现拥有价值上亿元的各种先进的医疗仪器设备。

医院通过实施人才强院战略，专科水平和综合实力有了较大提升，2019年获批设立市级博士后科研工作站。现有2个省部级“中心”，21个省部级重点学科（专科）、特色专科，9个区级重点专科。医疗服务人口辐射重庆北部、四川等500余万人，年均收治门诊病人70余万人次，收治住院患者4万余人，开展各类手术万余台。

目前，医院成本管理研究全国领先、儿童孤独症康复治疗西部领先、医教研综合实力重庆市北部领先。未来，医院将努力完善“一体两翼”的功能布局，着力提高学科特色水平，提高办院治院能力，提高医疗服务能力，提高公共卫生应急能力，不断丰富附属医院内涵，促进医院医教研协调协同发展。

总主编简介

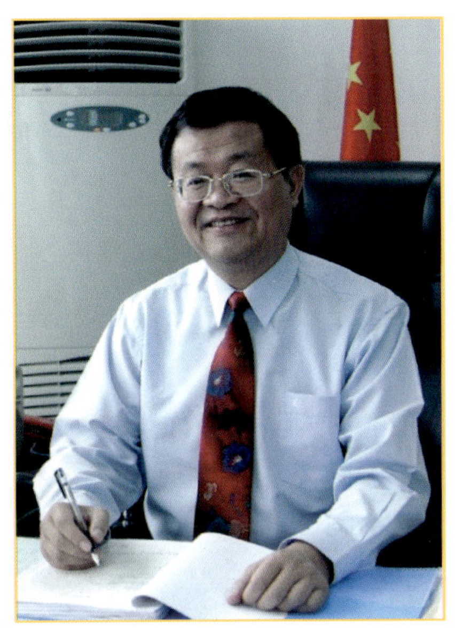

张培林：一级主任医师，教授。

重庆市医院成本管理研究中心和重庆市医学重点研究室——医院成本控制研究室创始人。

现任重庆市医院成本管理研究中心主任、重庆市卫生经济学会会长、重庆市第九人民医院博士后科研工作站站长兼首席专家。兼任中国县域医院院长联盟医疗保障与支付制度管理学组专家、国家标准“全国公立医院成本管理办法”编制组专家、世界银行项目医院标准化成本核算体系课题组负责人、中国医院品质管理联盟平衡计分卡专委会名誉主任。

曾任重庆市第九人民医院传染科主任、大内科主任、副院长，1998年5月至2016年1月任重庆市第九人民医院院长。2001年5月至2005年3月同时兼任北碚区卫生局局长，2005年9月至2010年8月兼任重庆市第九人民医院党委书记。

荣获全国五一劳动奖章、北碚区首届杰出人才奖(2009年)和北碚区突出贡献奖(2012年)等奖励；被评为全国先进工作者、全国优秀医院院长、全国医院管理杰出院长、全国百姓放心示范医院优秀管理者、中国卫生经济优秀工作者；还被评为重庆市百名优秀专业技术人才、重庆市传染病学术学科带头人、重庆市卫生系统优秀共产党员、重庆市卫生系统优秀青年、重庆市“非典”防治先进个人、重庆市职工信赖的好书记、北碚区优秀共产党员；被聘为原卫生部医院质量管理专家库成员，享受政府特殊津贴。

曾多次受到党和国家领导人以及重庆市委、市政府领导的亲切接见。

为中国医院成本管理研究重点学科创始人，先后建立了重庆市第九人民医院医院成本控制研究室、重庆市医院成本管理研究中心、博士后科研工作站。率领的团队，不仅在医院成本管理基础研究层面承担世界银行项目和国家标准编制重点课题或项目，还在应用层面做出了重要贡献：全国首创“1+1大于2”的“五合”理论与实践；从战略性医院成本管理角度节约和盘活国有资产；全国首创把医院人力成本发展为人力资源直至人力资本，对所管理的医院分配体系进行改革，创建了奖金“模糊弹性”发放机制；全国首创公立医院支出向预防倾斜、为患者节约医疗支出的医院健康教育促进模式，并向全国推广；全国率先引入平衡计分卡用于公立医院质量安全和成本支撑规律研究并形成理论体系；在中国西部率先创办三甲医院直办的社区卫生服务中心，使优质医疗资源向基层倾斜并形成全国示范模型。在健康中国战略背景下，率先在全国提出“五联动”“五对接”“五破除”等先进理念。

目前，以深化建设博士后科研工作站为契机，以“五联动”“五对接”“五破除”为指导，带领团队正在从“转化、完善、未来”三个方向深入工作：“转化”即将已研究较成熟的科研成果进一步转化为社会生产力；“完善”即在正在研究的领域加快完善成果体系，如民营医院质量安全与成本支撑逻辑关联研究、互联网医疗生存发展与成本支撑逻辑模式研究、不同成本支撑条件下互联网医疗生存发展模式研究等；“未来”即根据《“健康中国2030”规划纲要》并结合成研中心人员力量，不断拟定研究方向，为新时代健康中国做出应有的贡献。

医院成本控制研究室系列丛书

我国互联网医疗的发展及其成本支撑研究的理论与实践

WOGUO HULIANWANG YILIAO DE FAZHAN JI QI CHENGBEN ZHICHENG YANJIU DE LILUN YU SHIJIAN

重庆市第九人民医院医院成本控制研究室 编
总主编 张培林

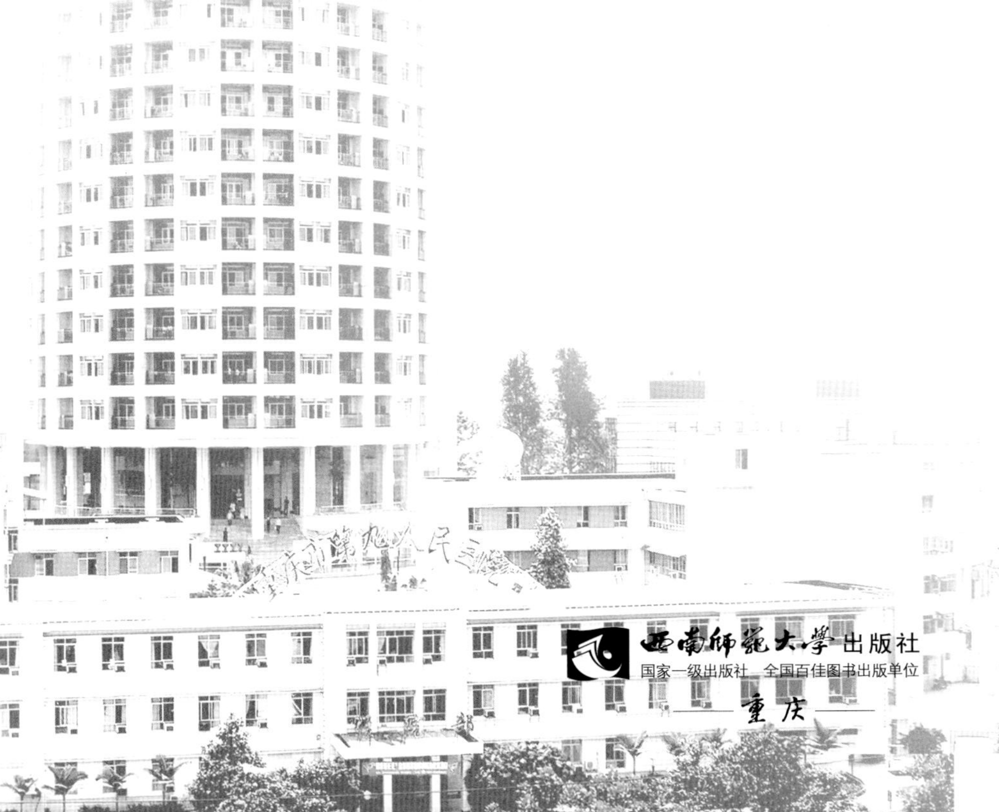

西南师范大学出版社
国家一级出版社 全国百佳图书出版单位
重庆

图书在版编目(CIP)数据

我国互联网医疗的发展及其成本支撑研究的理论与实践 / 重庆市第九人民医院医院成本控制研究室编. — 重庆 : 西南师范大学出版社, 2020.6
(医院成本控制研究室系列丛书)
ISBN 978-7-5697-0303-0

Ⅰ.①我… Ⅱ.①重… Ⅲ.①互联网络 - 应用 - 医疗保健事业 - 研究 - 中国 Ⅳ.①R199.2-39

中国版本图书馆CIP数据核字(2020)第095673号

我国互联网医疗的发展及其成本支撑研究的理论与实践

WOGUO HULIANWANG YILIAO DE FAZHAN JI QI CHENGBEN ZHICHENG YANJIU DE LILUN YU SHIJIAN

重庆市第九人民医院医院成本控制研究室 编

责任编辑：杜珍辉 张 丽
封面设计：尚品视觉 CASTALY 周 娟 钟 琛
出版发行：西南师范大学出版社
重庆·北碚 邮编：400715
网址：www.xscbs.com
经 销：新华书店
印 刷：重庆荟文印务有限公司
幅面尺寸：185 mm×260 mm
印 张：8
插 页：3
字 数：160千字
版 次：2020年6月第1版
印 次：2020年6月第1次印刷
书 号：ISBN 978-7-5697-0303-0

定 价：35.00元

·编委会

BIANWEIHUI

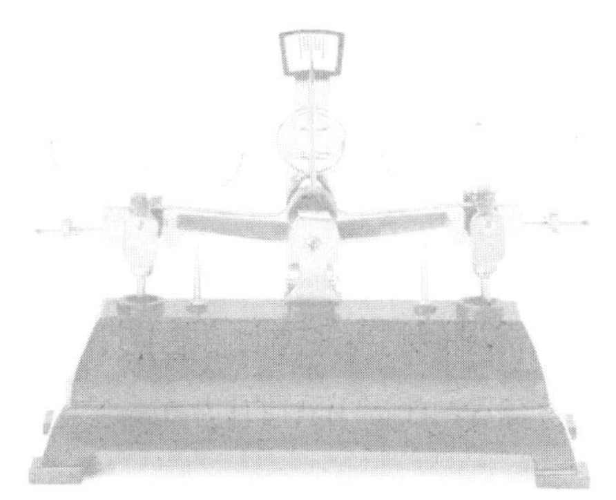

XUYAN 序　言

重庆市医院成本管理研究中心坚持务实创新，不断探索，近三年取得了系列重大突破和成果：研究平台再上新台阶，成为博士后科研工作站；研究范围从以成本核算为基础的公立医院研究拓展到对互联网医疗及民营医院的研究；中标并完成世界银行项目医院标准化成本核算专项；中标中国卫生经济学会课题“医疗卫生单位预算与绩效管理一体化研究”；荣获改革开放40周年全国医管精典案例奖；等等。对互联网医疗的研究及探讨，是成研中心紧跟国家战略步伐，围绕行业热点又一新的研究方向。尽管研究互联网医疗行业的时间不长，但其从卫生经济的角度和医疗行业的实际，对我国互联网医疗的发展提出了自己的观点，有很多值得借鉴和思考的地方，颇有价值。

党的十九大报告指出，我国社会主要矛盾已经转化为人民日益增长的美好生活需要和不平衡不充分的发展之间的矛盾。近年来随着我国经济社会的发展，人民生活水平不断提高，对健康的需求也与日俱增。社会医疗资源的数量和质量对国民身心健康有巨大影响，但是现有医疗资源难以满足人们日益增长的健康需求。在这种供给小于需求的状况下，社会上涌起了借助信息技术产业技术体系发展医疗技术、扩充医疗资源的新浪潮，医疗行业的发展也迎来了春天。互联网医疗、人工智能医疗、互联网医院等概念的提出虽然不久，但社会上涌现出了一大批互联网医疗的弄潮儿，阿里巴巴、腾讯、京东、百度等互联网巨头企业也纷纷涉足布局互联网医疗产业，大有天下共热之势。2020年新型冠状病毒肺炎疫情发生后，我国互联网医疗的线上应用同比增加10倍以上，为遏制疫情蔓延势头做出了很大的贡献。

互联网医疗作为我国“互联网+”战略的重要方面，在我国医疗卫生事业的改革中，有可能成为解决诸多难点及痛点问题的一个有效途径，也有可能成为我国医疗行业未来发展的全新模式。在某些互联网医疗领域，中国甚至可以实现对西方发达国家弯道超车。不过，由于我国互联网医疗起步较晚，人们对互联网医疗的认识也不足，互联网医疗行业存在相关概念及政策法规尚不明确的情况。基于对未来预期的判读和互联网电商成功的经验，互联网医疗在早期受到社会资本的追捧，但由于医疗行业的特殊性和我国医疗行业的现状，互联网医疗各相关产业在近几年的发展中可以说是几经沉浮。以轻问诊模式兴起的互联网医疗企业经过几年的探索所剩无几；在公立医院药品零差价后医药电商似乎迎来了发展良机，但由于各种因素的制约目前发展也是捉襟见肘；在相关监管政策及概念明确之前，互联网医院的发展在某种意义上仍处于起步阶段。总之，我国互联网医疗目前虽然有了一定的发展，但还有很大的发展空间，还需要从国家政策、法律法规及顶层设计等方面进一步完善，更需要从近几年的发展中不断分析总结，从而找到我国互联网医疗发展的有效路径。

成研中心近几年从医疗行业角度和卫生经济角度对互联网医疗企业的发展情况进行了调查分析，还深入部分互联网医疗企业进行了调研，初步探讨了我国互联网医疗的发展和成本支撑逻辑，希望能为我国互联网医疗行业的发展提供有价值的参考。

通过本书，相信读者能对我国互联网医疗的发展现状有清晰的了解，也会对我国未来的医疗行业改革有更多的思考，这也是写作本书的目的所在。

本册编委

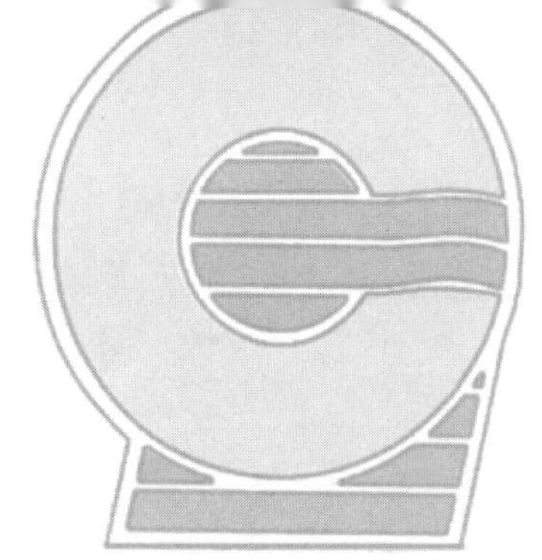

QIANYAN 前 言

伯克说:时间是伟大的导师。但每个人对“导师”的理解却各不相同。

我在担任重庆市第九人民医院这家三甲综合医院院长的18年里,对医院成本管理的感悟可概括为“一个特点”、“两个方面”、“三大定位”、“四重境界”及“五个领先”。“一个特点”:研究型管理者要做到“点线面”结合。“点”是要有实践创新点;“线”是要根据这些实践创新点形成创新理论;“面”就是要将这些创新理论通过课题、论文、报告、专著等进行总结和扩充,形成知识体系。“两个方面”:始终要把质量安全与成本支撑这两方面的相关规律研究,作为我们根据中央精神,结合医院实际进行改革的研究重点。“三大定位”:管理者要对医院的发展有明确的定位,重庆市第九人民医院这个中等规模的医院通过20年低成本差异化发展,逐步形成了医院成本管理研究全国领先、儿童孤独症康复治疗西部领先、医教研综合实力重庆市北部领先的“三大定位”。“四重境界”:由低至高指研究型管理者心中要有把医院发展好为当地百姓服务、形成可复制可在全国推广的经验、将部分管理经验形成国家标准、力争使医院在国际有一定影响力的目标。“五个领先”:一是在全国首创资产重组的“五合”理论,成果写进了2009年新医改方案;二是全国首创奖金“模糊弹性”发放理论;三是全国首创医院健康教育“一二三四”模式;四是首先在全国将平衡计分卡(BSC)应用于质量安全与成本支撑的医院管理体系;五是在中国西部首创了全国三甲医院直接兴办社区卫生服务中心的模式。研究型管理者要力争上游,使医院成为行业标杆。重庆市第九人民医院目前在国内做到了上述“五个领先”。这些理论或者实践领域的领先给我个人和医院带来了一系列的荣誉,比如我个人荣获了全国五一劳动奖章,医院被评为全国健康促进示范医院等。

我在担任重庆市卫生经济学会会长的过程中,从政府、医院、患者等多重视角来看待财政对卫生的投入、医保基金的使用、患者的支付能力，逐渐领悟到公立医院运行中的“三个五”和“六个转变”。“三个五”包括“五联动”、“五对接”和“五破除”。“五联动”是与“成本核算、医疗定价、医保支付、政府补偿以及薪酬改革”联动；“五对接”是与“真实成本、当地物价、健康中国纲要和薪酬制度改革及与未来的DRG（疾病诊断相关分组）支付制度”的对接；“五破除”是破除“医院绩效考核与经济指标挂钩、以药养医、以耗材养医、以促销贿医、以检验养医”。“六个转变”包括以下六个方面的发展转变。一是从做课题到做标准的转变。在课题上中标世行项目和国家社科基金等多层级课题，同时将主要精力放在参与医院标准化成本核算等3个国家标准的创建上。二是从有人做到创建研究平台做的转变。比如我们自主创建了成研中心和劳模创新示范工作室，还与西南大学和重庆工商大学分别共建研究所。三是从国内到国际的转变。BSC、成本核算、RBRVS（点值法）等医改、医管类研究国内闻名。医院标准化成本核算研究取得国际突破。四是从培养财会人才到培养复合研究型人才的转变，即从培养卫生经济团队的财会人才转变到培养财务专业人才、医院成本管理人才等复合研究型人才。五是从卫生经济学术研究延伸到进一步贯彻党的健康中国方针的转变。比如我们的建言献策曾受到中央巡视组的高度赞誉，并发表在《健康报》《中国社会科学报》上。六是从创新研究到创造价值的转变。比如成研中心的点值法本土化创新理论等在多个医院开始试行。成研中心指导鄂钢医院改制成功，为中国医改树立了一个成功的操作模型，还与金算盘软件公司合作，实现创利5亿元。

……

我在2010年成为全国劳模，后成为劳模创新示范工作室负责人，2019年成为博士后科研工作站站长兼首席专家……一直以来，我孜孜以求，在六个方面做出了些成绩：一是创建了医药行业的一些国际标准，比如医院标准化成本核算体系标准；二是创建了医药行业的一些国家标准，比如全国公立医院成本核算办法等；三是中标国家社科基金项目，比如“供需方视角下政府对公立医院投入的对比研究”（14BGL112）；四是为国家医疗保障局和重庆市发改委的物价制定提供决策依据；五是不断延伸研究平台，做到院校结合、院企结合，对企业发展产生了很好的效果；六是立德、立功、立言，比如对医院成本管理系列学术成就进行了整理……

为此，我和团队整理上述成果和心得，呈书于此。

本书是我带领团队“立言”的系列丛书之一，主要对我国互联网医疗近几年发展的实际情况进行综述，以便读者能较为系统地对我国互联网医疗的发展现状有所了解。重庆市医院成本管理研究中心在近三年对我国部分互联网医疗企业开展了深度调研，从医疗行业角度和卫生经济角度对互联网医疗企业的发展情况进行了分析研究，并探讨了我国互联网医疗的发展和成本支撑逻辑，供互联网医疗行业发展参考。全书包含三大部分：

第一章综合介绍我国互联网医疗的发展过程及现状。本章包括三方面的内容：一是互联网技术在我国医疗领域的应用及发展，主要综述了我国医院信息化建设的发展过程及概况，医院信息化建设的主要成效和存在的不足之处，以及我国医院互联网技术应用的现状及趋势；二是我国互联网医疗的介绍，对我国互联网医疗的发展过程进行了较为全面的总结说明，重点介绍了我国互联网医疗相关产业的发展现状及趋势；三是我国互联网医院的介绍，对我国互联网医院的发展历程及模式进行了相应的说明。

第二章主要从成研中心实际调研的角度，通过对互联网医疗的商业模式进行分析，进一步探讨其成本支撑逻辑。本章包括两方面的内容：一是介绍我国互联网医疗的商业模式及分类，重点介绍了我国互联网医疗相关产业的市场规模及趋势；二是成研中心对我国互联网医疗商业模式及成本支撑逻辑的探讨，重点分析了我国互联网医疗产业早期失败的主要因素，并进一步分析了互联网医疗行业成本支撑的基本逻辑。

第三章是我国互联网医疗未来发展趋势展望，分别对我国互联网医疗、互联网医院未来的发展趋势进行展望，最后就我国互联网医疗发展中存在的主要问题进行总结和思考。

总之，本书紧扣中国实情，着重实用性知识的介绍，期望能为各级各类医院管理者、医学高等院校师生、政府机关及其他企事业单位管理者提供有益的借鉴。

虽经三载反复推敲，数十次易稿，仍心中忐忑，冀求方家之批评与建议，复望同行切磋，先行诚谢！

2020年6月　于重庆

目录

第一章　我国互联网医疗的发展过程及现状

CHAPTER 1

导读

我国互联网医疗行业起步于2013年，随着“健康中国”及“互联网+”双重战略的推动，互联网医疗概念逐步清晰。2015年7月，国务院印发了《国务院关于积极推进“互联网+”行动的指导意见》，我国互联网医疗产业在资本的推动下进入全面发展时期。“互联网+”已逐渐应用于远程医疗、养老、健康管理和医疗控费等各大健康领域之中，开始推动整个健康医疗产业的不断革新，同时也衍生出互联网医院等许多新生事物，为我国健康医疗行业的发展带来全新的格局。

近几年我国互联网医疗产业的发展，大概经历了资本探索、局部试点、从严监管及规范发展四个阶段。其发展模式也从最初简单的轻问诊平台模式，逐步发展成全产业链逐步融合的高度互联模式。

我国互联网医疗起步较晚，其产业发展及商业模式均尚在探索阶段，人们对互联网医疗的认识及依从性尚不足。现阶段我国互联网医疗发展过程中尚存在很多问题，如：如何涉足医疗核心领域，如何解决生存发展的模式，如何实现相关产业的高度互联等。随着我国医疗卫生事业的发展，未来如何利用互联网医疗的优势推进实现价值医疗体系将是值得深度思考的问题。

第一节　互联网技术在我国医疗领域的应用及发展

20世纪末期，以信息化科学技术革命为标志的信息时代迎来了高速发展，深深地影响和改变着整个社会，从此全球开始全面步入互联网时代。互联网具有改造各行业的潜力，它逐步渗透到人类的生活中并改变着人类的思维方式和工作方式。综合来看，互联网在我国医疗领域的应用和发展大概经历了三个重要阶段：

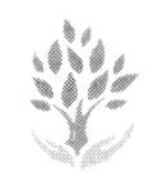

第一是院内信息互联阶段，院内信息互联是互联网医疗的基础；第二是立足院内信息化基础上的院外延伸阶段，信息化的院外延伸是互联网医疗的雏形；第三是医疗资源信息和数据的高度融合互联阶段，医疗信息和数据的高度融合使得互联网医疗的平台运行成为可能。

一、我国医院信息化建设的发展概况

互联网医疗的发展与医疗领域的信息化建设水平密切相关。随着大规模集成电路被用于计算机硬件的生产，计算机的体积缩小、性能提高、价格降低，标准化的程序设计语言和人机交互式语言，使计算机的应用领域得到了进一步扩大。与此同时，医院信息化技术也逐步得到应用和发展。总体来说，我国医院信息化建设的发展大致经历了信息化独立应用系统（如单机版计算机使用等）的建设、部门级系统、全院级医院信息系统、医疗信息高度融合互联四个阶段。

第一阶段，我国医院信息化的独立应用系统的建设。我国医院信息化起步于20世纪70年代，是在全球医疗信息化应用兴起的大背景下推进的，最早被应用在数据处理等方面。根据资料显示，早在1973年，中国医学科学院肿瘤医院（研究所）就成立了计算机室，引进国产441B晶体管计算机，用于全国肿瘤疾病死因调查数据统计处理工作，其是我国有期刊文献记录的较早专门设立计算机科室的医院。1978年，关幼波诊疗肝病专家系统研制成功，首次利用计算机模拟中医专家辨证论治思维过程，辅助中医专家诊疗疾病。随着改革开放方针的实施，我国逐步加大了对国外技术的引入应用，计算机技术的应用也逐步渗透到各个行业。我国医疗行业对计算机的应用最开始主要在少数几家大型医院，如北京积水潭医院、中国医学科学院肿瘤医院、北京协和医院、中国人民解放军总医院（301医院）等，其逐步推进信息系统应用于日常业务的规模化处理，也开启了我国医院信息化建设的序幕。特别是在1989年，卫生部在等级医院评审时提出的各医疗机构成立信息部门的要求，推动了医疗机构信息化科室的成立及建设。卫生部在对我国公立医院进行等级评审的“分级定等”标准中明确提出，三级医院必须能用计算机进行信息处理，此要求对医院信息化改革起了非常大的促进作用。

在这个阶段，医院对计算机技术的应用方式以独立应用为主。20世纪90年代初，随着网络技术及数据库的应用，我国部分三级公立医院开始建设真正意义上的医院信息化体系，信息化体系覆盖患者入出转、病案、统计、药品、收费核算等领域，医院信息化应用逐步转变为以部门级的管理系统为主。到90年代中期，在政府相关部门的引导和推动下，特别是随着信息化技术的发展，医院打造信息网

络管理系统成为可能。1991年初，卫生部联合总后勤部卫生部、国家技术监督局、国家标准化与信息分类编码研究所、国家医药管理局确定了医院信息化事业中标准化工作的原则，并组织北京医院、中日友好医院、中国人民解放军总医院、中国医学科学院阜外医院、北京协和医院、北京医科大学附属人民医院等多家医院及世界卫生组织(WHO)疾病分类合作中心、卫生部临床检验中心等单位，开展标准化工作研究。其后陆续出台了国际疾病分类(ICD)、物资设备、检验、药品、财务、人员、科室等标准编码，为我国医疗临床信息技术的发展和医院信息化建设打下了坚实基础。

第二阶段，部门级系统的建设。我国早在1993年就有由国家计委立项，卫生部和电子工业部共同指导的国家"八五"重点科技攻关项目"医院综合信息系统研究"，在卫生部信息化工作领导小组和有关部门的支持下，由卫生部医院管理研究所负责组织实施。1994年8月，卫生部医院管理研究所和美国WYSE公司合资成立的"北京众邦慧智计算机系统集成有限公司"，是我国第一个专门致力于开发、销售、服务医院信息系统的公司。1995年卫生部、中国人民解放军总医院和惠普公司(中国)签订协议，共同开发医院管理信息系统。1997年3月，在北京大学医学部附属北京人民医院实施运行的"医院综合信息系统研究"项目，通过了由电子工业部组织及卫生部主持的专家委员会的鉴定，卫生部部长陈敏章将该系统命名为"中国医院信息系统"(China Hospital Information System，CHIS)。同年6月我国军队系统医疗机构开始上线医院管理信息系统。1997年7月，卫生部发布《医院信息系统软件评审管理办法(试行)》，1997年12月，在全国卫生信息化工作会议上通过了《卫生系统信息化建设九五规划及2010年远景目标(纲要)》，其对医院信息化建设提出了具体量化目标及相关要求：在2000年以前，省级医院应有50%实现医院信息化管理；中心城市应有30%实现医院信息化管理；县级医院有10%实现医院信息化管理。还提出了到1999年底，应保证卫生系统45岁以下中青年干部有85%以上接受过计算机技术培训，并具备基本能操作应用的能力。1998年卫生部发布了《医院信息系统(HIS)软件基本功能规范(试行)》，规范中明确规定了HIS应遵循的数据标准和16个基本功能模块配置。在这个阶段，以卫生部、电子工业部、总后勤部卫生部为代表的国家相关主管部门出台了一系列政策，这些政策的相继出台，为"一体化医院信息系统"的出现提供了必要的条件。

第三阶段，全院级医院信息系统的建设。进入21世纪后，我国信息化技术迅速发展，应用软件开发市场逐步兴起。中国的医疗信息化(HIT)市场经历了1998年前后的小高潮之后，在2000年之后逐步自成一体，成为中国互联网技术(IT)市场中一个专门市场。此后，中国医疗卫生体系经历了多次重大挑战，暴露出我国当时信息化水平的不足。特别是2003年非典(SARS)疫情发生时，数据信息交流不畅，使得中国疫情信息受到质疑和指责，因此政府出台了诸多鼓励政策，并建立了多个国家级项目，从而带动了国内第二次医疗行业信息化建设的高潮。2001年8月卫生部党组会研究决定，重新成立以张文康部长为组长，王陇德、殷大奎副部长为副组长，11个相关司局领导为成员的卫生部信息化领导小组。2002年，部队医疗机构全面推进信息化工程，全军医药卫生信息网和远程医疗会诊系统覆盖了全军医院，实现常态化运行。2003年，卫生部正式颁发《全国卫生信息化发展规划纲要2003—2010年》，这是首个针对全国医疗卫生行业信息化的部级规划文件。2003年，教育部正式将“医学信息学”列为高等教育专业目录外专业，先后批准30多所院校设立医学/卫生信息管理本科专业，中南大学、中国医科大学、吉林大学、中国人民解放军第四军医大学(现中国人民解放军空军军医大学)等设置了硕士学位教学点，北京协和医科大学、复旦大学、中南大学设置了博士学位教学点。2004年6月，经民政部批准，作为卫生部主管的国家一级学会，中国卫生统计学会正式更名为中国卫生信息学会。2008年，中国医院协会信息管理专业委员会(CHIMA)启动“卫生信息技术供应商现状调查”项目，其主要内容包括：硬件、软件、网络、系统集成、安全、应用、咨询、服务等各门类HIT供应商的信息，从一定程度上客观地反映了中国HIT供应商的实际情况，具有行业参考价值。

随着我国医疗卫生事业的发展，医疗技术的不断创新，现代医院管理水平的提升，医院临床信息需求的大量增加，各地开始建立与临床业务更加紧密结合的专业化信息系统。2000年南京军区福州总医院和北京天健公司在国内率先合作建成全院级的医学影像系统，创造性地提出后台自动传输和分中心调度等概念及设计思路，有效地解决了当时技术条件下大容量医学影像的存储、传输和管理问题，并有效地推动了我国医疗影像存档和传输系统从实验研究阶段进入推广应用阶段。2003年，广州军区总医院开发和应用了新版电子病历系统，采用专用电子病历编辑器方式进行临床文档的书写和管理。2005年，佛山市南海区15家医院实现了全院化电子病历应用。2006年，北京协和医院成功运行床边掌上电脑(PDA)系统，形成了护理闭环管理。影像存档和传输系统(PACS)、检验信息系统(LIS)、移动医疗等信息系统逐步渗透到临床医疗业务，极大地提升了我国医院日常医疗业务的管理及运行效率，从此我国医院信息化建设进入了新的阶段。

第四阶段，医疗信息高度融合互联。近年来，随着我国医疗体制改革的不断深化，国家连续出台了多个推动医疗健康发展和公立医院改革的相关政策，特别

是我国实施的健康中国及"互联网+"战略，将现在医院信息化平台推向高度融合互联的时代，同时对医院信息化提出了新要求。"十三五"医改规划提出了建立科学合理的分级诊疗制度，以及在医疗、医药、医保基础上严格规范的综合监管制度等公立医院改革工作内容，也为医院信息化建设提出了新的要求。2018年卫生健康信息化方面的重点文件，比如《关于开展建立健全现代医院管理制度试点的通知》《关于印发进一步改善医疗服务行动计划(2018—2020年)的通知》等，在内容上都特别强调了对信息化建设的要求。在标准规范方面，国家发布了《人口死亡登记信息系统基本功能规范》等15项卫生行业标准，另外国家卫生健康委印发《关于印发国际疾病分类第十一次修订本(ICD-11)中文版的通知》；在业态引领方面，国务院办公厅于2018年发布了《国务院办公厅关于促进"互联网+医疗健康"发展的意见》，另外还颁发了相关配套文件，包括便民惠民的10个方面30项措施；在规范指引方面，国家颁发了《关于印发国家健康医疗大数据标准、安全和服务管理办法(试行)的通知》等文件；在应用驱动方面，国家对医疗机构信息化建设，以及电子健康卡普及应用等领域颁发了相关文件。在以上系统政策引导下，我国医院信息化建设已经从以医疗业务为核心，逐步扩展到提升服务能力、服务效率，切实提升患者的就医感受上，医疗行业信息化建设也逐步涵盖医疗服务的方方面面，逐步形成了完备的现代医院信息化管理系统(如表1-1所示)。

表1-1　现代医院信息化管理系统概况

信息系统	涉及的子系统	主要目标
医院管理信息系统	门急诊划价收费系统、门急诊挂号系统、药库管理系统、门急诊药房管理系统、住房药房管理系统、病案管理系统、住院病人入出转管理系统、出院随访系统等	支持医院的行政管理与事务处理，减轻事务处理人员的劳动强度，辅助医院管理，辅助高层领导决策，提高医院的工作效率，从而使医院能够以较少的投入获得更好的社会效益和经济效益
临床管理信息系统(CIS)	影像存档和传输系统、放射信息系统(RIS)、检验信息系统、病理信息系统(PIS)、手术信息系统(ORIS)、电子病例系统(EMR)、远程医疗信息系统、心电图信息系统等	以病人为中心全面收集病人的临床信息，并通过医生工作站提供给医生。医生可使用电子化医嘱录入系统录入处方、医嘱和检查申请单，查询检查结果，建立电子病历，实现医疗文件"无纸化"，提高诊治的自动化水平，并为区域医疗的开展打下基础
区域卫生信息平台	电子政务、医保互通、社区服务、双向转诊、居民健康档案、远程医疗、网络健康教育与咨询等	打造预防保健、医疗服务和卫生管理一体化的信息化应用系统
个人健康信息系统	支持个体健康管理的信息化产品	以个人为中心的健康信息汇总，满足个人健康的管理

二、我国医院未来信息化建设的思路及思考

我国医院信息化建设发展经历了20多年的发展历程，从早期的单机单用户应用阶段，发展到部门级和全院级管理信息系统应用阶段；临床业务支持和电子病历应用从以财务、药品和管理为中心，开始转向以病人信息为中心阶段；从局限在医院内部应用，发展到区域医疗信息化应用的尝试。我国医院信息化建设与发达国家医院信息化建设相比，虽然在整体水平上存在一定差距，但是在尖端信息技术应用领域已经相当接近。在信息化建设的投入规模和应用效益上，我国医院信息化建设充分利用后发优势，解决因分散建设和缺乏规划导致的整合方面的难题，最终实现了以较少的资金和时间投入获得较好的应用效果。目前，医院信息化已经成为医疗活动必不可少的支撑和手段，人们已经很难想象，没有计算机和网络，门诊和住院业务如何处理。回顾20余年的发展历程，我国医疗领域信息化建设实现了从无到有、从简到全的根本性转变，成效显著。

1. 医院信息化建设规范体系不断健全和完善

近年来，国家相关部门陆续制定并下发了医院信息化建设的相关规范，从技术和管理层面进行顶层设计。相关规范主要包括《医院信息平台应用功能指引》、《医院信息化建设应用技术指引(2017年版)(试行)》和《全国医院信息化建设标准与规范(试行)》，其中《医院信息平台应用功能指引》包括惠民服务、医疗业务、医疗管理、运营管理、医疗协同、数据应用、移动医疗、信息安全、信息平台基础等9类122项应用，《全国医院信息化建设标准与规范(试行)》分为业务应用、信息平台、基础设施、安全防护、新兴技术等5章22类具体内容。目前我国医疗健康信息标准体系不断健全，为医院信息化建设打下了良好基础。

2. 医院信息系统的业务应用和运行管理基本实现全覆盖

目前我国医院几乎都实现了以HIS为基础的信息化运行管理。主要涵盖门急诊划价收费系统、门急诊挂号系统、药库管理系统、门急诊药房管理系统、住房药房管理系统、病案管理系统、住院病人入出转管理系统、出院随访系统等。另外，临床管理信息系统也得到普遍应用，如PACS、RIS、LIS、PIS、ORIS、EMR、远程医疗信息系统、心电图信息系统等，全方位支持了医院的管理、科研、临床。同时电子政务、医保互通、社区服务、双向转诊、居民健康档案、远程医疗、网络健康教育与咨询等区域卫生信息平台也逐步成为标配，这为我国未来互联网医疗的发展打下了坚实基础。

3.医院管理效率和决策支持能力显著提升

医院信息化建设极大地提升了医疗机构的管理效率，为医院精细化管理提供了有力的决策支持。医院信息化管理已经涉及医院的方方面面，如绩效考核、成本管理、预算管理、财务管理以及人事与物品管理等。医院可以根据需求通过信息系统进行数据归类、统计分析，最大限度地满足管理需求。信息化平台可以实现医疗质量的管控，实现过程管理和闭环管理，进一步优化服务流程，有效提升医疗服务能力，保障患者的医疗安全。

4.互联互通标准化评估评价进一步推进

据2017年的统计结果，我国医疗健康信息标准开发工作已取得显著成果，围绕医院信息化建设、区域卫生信息化建设等多个方面分期分批编制完成了283项国家医疗健康信息标准，建立起了我国医疗健康信息标准开发主体框架，促进了各省市医疗机构信息互联互通与业务交互。为推动标准的应用落地，提升各级各类医疗卫生机构信息化、标准化建设与应用水平，国家卫生计生委统计信息中心自2013年开始组织开展国家医疗健康信息互联互通标准化成熟度测评试点工作。通过2013—2016年四批测评试点工作的开展，我国医疗健康信息标准实施评价技术体系已经建立，2017年各项标准的内容及质量得到了实践校验和完善提升，共计39个市(县)区域平台和40个医院平台通过测评，初步构建了涵盖12个分级管理单位的国家—省两级测评分级管理体系，创建了一批标准化应用示范单位，有效推进了跨机构、跨地域的互联互通和信息共享。为了指导各地规范开展区域(医院)信息互联互通标准化建设，推进国家医疗健康信息互联互通和共享协同，国家卫生计生委统计信息中心于2017年8月31日正式印发了《国家医疗健康信息区域(医院)信息互联互通标准化成熟度测评方案(2017年版)》。其从测评依据、内容、方法、管理、流程和指标体系等各个方面对测评要求进行了说明，为指导并规范各级各类医疗卫生机构开展测评工作提供了重要参考依据。下一步将继续推进国家医疗健康信息互联互通标准化成熟度测评工作，完善分级管理、测评管理与组织体系，探索从政策和制度层面加强信息标准在业务领域的贯彻应用，促进互联互通和业务协同。

尽管我国医疗领域特别是医院信息化建设已经取得了显著成效，但不同地区、级别的医院差距仍然较大，水平参差不齐。各医院在信息化建设中也面临诸多问题和不足，归纳起来主要表现在以下几个方面：第一，资源统筹和整合利用不足。在医院发展历程中，形成了多部门、多系统的孤岛现象，多头采集、多头管理，非常凌乱，资源统筹整合利用不足。第二，数据质量不高，标准执行滞后。目前缺乏对数据质量的保障机制，对已有标准的执行和应用滞后，这是由体制、政策、技术等导致的，但最根本的还是意识的问题。在标准方面也有一些是需要加强的，比如术语类标准、新技术类标准和安全类标准等不健全，需要我们加强建设力度。第三，人才队伍不能满足发展需要。其中突出的两个问题是信息化工作人员数量不足和质量不高。三级医院的信息化工作人员大部分是在10个人以下；从职称来看，不足10%的人员有高级职称。另外，信息化工作人员待遇较低，他们的职业生涯成长发展的通道也受限。复合型的领军人才严重不足，懂医的不懂信息化，懂信息化的不懂医。第四，大数据分析与利用的能力不够。在大数据时代，怎么利用好、挖掘好大数据尤为关键，需要医院建立一个具备复合型技术特点的人才队伍，对医院大数据进行再整理，使之更好地为医院管理服务。第五，缺乏稳定的资金投入机制。目前医院信息化建设资金大部分是医院自筹的，从数量上来看这远远不足。当前医院用于信息化建设的资金比例，占医院收入的0.5%左右，在三级医院中其所占比例更少。与西方发达国家相比，这个百分比实在太小了。第六，信息安全防护体系亟待完善。医疗信息涉及个人隐私，信息安全是医院信息化建设中的重要方面，如何有效防止网络攻击、确保数据安全，需要依据完善的保护体系和标准。

随着我国医院信息化建设的不断完善，互联网医疗时代的到来，医院未来信息化建设的方向应更加明确，我们认为未来医院信息化建设有多个重点。第一，基于集成平台与系统整合的智慧医院建设。需要做好顶层设计，统筹考虑，基于平台建成患者主索引，建立临床数据中心，推动各个部门不同系统由分散到整合到最后融合。最终建成以电子病历为核心的医院信息系统。第二，依托全民健康信息平台推动分级诊疗建设。分级诊疗要实现服务共同体、责任共同体、利益共同体和管理共同体，其基础一定是信息共同体。第三，实施“互联网+医疗健康”便民惠民10个方面30项措施，并积极推动这些措施落地。第四，加强平台互联互通、医院联通与数据上报。2017年6月底，实现了国家平台和省级平台联通基本覆盖，国家平台实现了与32个省级平台、44家委属（管）医院的互联互通和数据报送。第五，积极推动标准应用，开展互联互通成熟度测评。到2020年底，三级医院要实现院内各诊疗环节信息互联互通，达到医院信息互联互通标准化成熟度测评4级水平。第六，加强医院网络与信息安全体系建设。医院信息化发挥的作用越来越大，应用的范围越来越广，终端越来越多。在制订信息化建设发展规划时，应将网络安全纳入重点考虑内容。

2019年，国务院办公厅颁布了《国务院办公厅关于加强三级公立医院绩效考核工作的意见》（以下简称《意见》），《意见》在总体要求中明确指出要坚持信息化支撑，确保结果真实客观。针对55个绩效考核指标建立“四统一”的支撑体系，第一是要提高病案首页质量，要求进一步加强以电子病历为核心的医院信息化建设，按照国家统一规定规范填写病案首页，加强临床数据标准化、规范化管理。第二是要统一编码和术语集，要求在2019年8月底前，各地组织三级公立医院完成电子病历的编码和术语集的转换工作。第三是要完善满意度调查平台，要求2019年3月底前，全国三级公立医院全部纳入国家卫健委满意度调查平台。第四是要建立考核信息系统，要求国家卫健委及各省份均要建立绩效考核平台，并实现互联互通，以数据信息考核为主，现场复核为辅。公立医院绩效考核工作的全国推进，使我国公立医院信息化建设再上新台阶。

三、我国医院互联网技术应用的现状及趋势

20世纪80年代，信息化技术逐步在我国医疗领域得到应用，大型医疗机构的工作流程逐步走向电子化，HIS的上线应用是互联网在我国医疗领域应用第一阶段的标志，它使得院内医疗信息互联成为可能。随着电子病历系统、LIS、PACS、远程医疗系统、办公管理系统（OA）等平台的相继应用，院内互联真正得到实现，极大地提高了医院的管理效率。

随着医院信息化体系的不断完善和互联网技术的广泛应用，医疗机构以医院网络平台及微信公众号平台为基础，与院外实现互联，成功地实现网上信息发布、医疗咨询、预约挂号等，让院内信息有效地向院外延伸。2003年，国家在公共卫生方面的信息化建设上加大投入，建立了完善的公共卫生应急事件网络系统，使传染病等能够得到即时的处理；卫生主管部门实现了医院信息网上直报及信息互联，使得医疗机构院内医疗相关数据及信息与外界能够实现有效对接。基于网络平台实现的网络预约就诊、网络健康咨询等互联网技术的应用，让互联网医疗的雏形逐步形成。

《互联网医疗保健信息服务管理办法》《国家卫生计生委关于推进医疗机构远程医疗服务的意见》《全国医疗卫生服务体系规划纲要（2015—2020年）》《国务院关于积极推进“互联网+”行动的指导意见》等一系列政策的出台，为互联网医疗的开展奠定了基础，互联网医疗已经上升到国家战略层面。“互联网+医疗健康”可以促进医疗资源的均等分配，通过互联网技术，能够使偏远地区的民众享受到优质医疗资源。同时，“互联网+医疗健康”可以促进家庭医生制的发展，推进我国分级

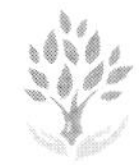

诊疗实施进度，提高医疗效率。医疗大数据以及云计算等技术的运用，可以实现医疗数据共享，避免过度医疗。

随着国家“互联网+”战略的提出，以BAT（B指百度、A指阿里巴巴、T指腾讯）为首的互联网巨头开始大规模投资布局互联网医疗，真正开启了我国互联网医疗的全新局面，这为传统医疗卫生服务模式的创新和发展指明了方向，也为“互联网+医疗健康”提供了广阔的发展空间，互联网医院应运而生。我们相信，未来互联网技术将会在医院得到充分应用，进而改变传统医疗模式。2019年，国家对医疗机构信息化建设及应用方面提出了一些具体要求，比如公立医院绩效考核、基层卫生服务、药品耗材管理、临床医疗业务管理、护理服务、健康扶贫、医疗数据管理等都应加大信息化力度。在健康中国、数字中国的大时代背景下，我们认为未来我国医院互联网技术应用的主要趋势如下：

1. 医疗及健康大数据得到充分应用

大数据的应用是信息技术发展的必然需求，在医疗健康领域进行大数据应用将给现代医疗模式带来全新变革。习总书记在十九大报告中，再次明确指出，要“推动互联网、大数据、人工智能和实体经济深度融合”。现在医疗大数据的应用发展应该说迎来了很重要的发展时期，其中一个标志性的文件，就是2016年《国务院办公厅关于促进和规范健康医疗大数据应用发展的指导意见》，其从4个方面，布置了14个重点任务工程。由此可以预见，未来医疗健康大数据的应用除了能够满足个人的健康需求外，还可以培育出新业态、创造出新价值，成为保障全周期、全方位健康的重要突破口。例如在诊断方面，大数据可以将医生的“个体决策”升级为“群体智慧”。医院有丰富的临床数据，如果将这些数据资源整合起来，通过数据挖掘和人工智能建立起一个智能系统，将会在医疗行业创造出巨大的价值。

2. 人工智能在医疗健康领域的应用将不断拓展深化

2019年，《中国医疗人工智能发展报告（2019）》蓝皮书正式发布，这是我国医疗人工智能领域的第一份正式出版的系统研究报告。报告显示，人工智能前沿技术正在快速融入医疗。大数据与人工智能将被用于精准识别医学影像中的早期病灶，定位致病基因并开展相应的靶向治疗，以及提前预警重大健康风险等。从宏观来看，国家非常重视人工智能的应用。2017年国务院印发的《新一代人工智能发展规划》，将人工智能的发展分为三个时期，并制定了三个目标。目前人工智能已成为大国、强国之间相互竞争，体现国家核心竞争力的技术战略制高点的重要内容之一。如今，人工智能技术已经深入临床辅助诊断、医学影像、脑科学乃至中医学等医学领域的各个方面。以医学影像为例，目前人工智能已经成功应用于

肺部疾病、乳腺疾病、神经系统疾病、心血管系统疾病等方面。医生借助植根于大数据的人工智能算法，能够显著提升疾病筛查和诊断的效率，为科学制定治疗方案提供可靠的辅助。人工智能的蓬勃发展，推动了医学基础研究的进步，为精准医疗开拓了广阔空间，增强了人类战胜各种疾病的信心。

3.结合互联网平台创新服务模式及流程

在智慧医疗的引导下，未来医院信息化将进一步改变医疗模式，进一步优化流程、服务体系，最大限度改善患者的就医感受。2018年4月，国务院颁发了《国务院办公厅关于促进“互联网+医疗健康”发展的意见》，从健全服务体系、完善支撑体系、保障数据信息安全等多方面提出了明确要求。在应用效果方面，目前“互联网+医疗健康”已显现出了很好的应用效果，特别是在群众获得感方面。

4.新一代的通信技术将成为医学模式改变的重要推手

随着人工智能及新一代通信技术的发展及应用，未来医学模式将发生根本性改变，医院信息化水平将实现智能化的飞跃。特别是5G技术的应用，能让很多人们认为不可能的事变成可能。5G的核心特点有3个：大宽带、低时延、高速率。有人分析5G最先应用的场景或者说最有效的应用场景，可能是在卫生健康领域。目前5G在远程手术指导培训、术中实施指导、远程诊断会诊、海量医学影像数据传输、移动超声、远程超声诊断会诊等领域已经开始发挥作用。随着5G通信及区块链技术的发展应用，未来医学模式的变革将远远超出人们的想象。

第二节　我国互联网医疗的介绍

“互联网+医疗健康”是指以互联网为依托、以信息技术为手段，包括通信技术、云计算、物联网、大数据、可穿戴设备等，与传统医疗卫生服务深度融合而形成的一种新型医疗卫生服务业态的总称。“互联网+医疗健康”可应用在医疗服务、公共卫生、医疗保障、药物管理、个人健康、医学决策管理等医疗卫生各个领域，与远程医学诊疗、线上医疗支付、在线疾病风险评估和健康信息咨询、网上就诊预约、检验报告查询、电子处方、药品配送、在线健康监测、慢病管理、康复指导、基因检测等多种医疗服务形式进行创新融合，通过创新云医院、网络医院等提供医疗健康相关服务。由此可见，“互联网+医疗健康”代表着医疗服务领域新的发展方向，有利于解决我国医疗资源分配不均衡和人民日益增长的健康需求之间的矛盾，有利于居民及时、快速、方便地获得医疗健康服务，有利于建立基层首诊、双向转诊、急慢分治、上下联动的分级诊疗模式，引导优质的医疗资源向基层下沉，实现“小病在基层，大病到医院，康复回社区”的就医新格局。

一、“互联网+”的定义

国内“互联网+”理念是易观国际集团的董事长于扬在2012年易观第五届移动博览会上首次提出的。他认为，“互联网+”公式可以与各个行业融合，应用于各行各业的产品和服务。它是一种“化学公式”，将我们的一个思路延伸，从而找到若干这样的想法。腾讯CEO（首席执行官）马化腾作为人大代表在2015年第十二届全国人民代表大会第三次会议上提交了《关于以“互联网+”为驱动，推进我国经济社会创新发展的建议》的议案。他在议案中提出，“互联网+”是以互联网为主导的信息通信技术与包括传统行业、新兴产业在内的各行各业相结合，是互联网与传统领域深度融合创造出来的新生业态。同年，“互联网+”行动计划首次被写入政府工作报告。李克强总理在政府工作报告中提出：“制定‘互联网+’行动计划，推动移动互联网、云计算、大数据、物联网等与现代制造业结合，促进电子商务、工业互联网和互联网金融健康发展，引导互联网企业拓展国际市场。”2015年7月，《关于积极推进“互联网+”行动的指导意见》经国务院印发，正式提出了“互联网+”计划的具体实施行动要求，还提出推动“互联网+”计划要坚持改革创新和市场需求导向，坚持以实际行动拓展互联网融合的广度和深度，推动互联网向各产业的生产、物流、消费各环节延伸，提高产业创新水平。

“互联网+”是在“创新2.0”背景下由互联网行业衍生出的一种新兴业态，是互

联网思维在产业领域的实践和应用。简单来说,“互联网+”是“互联网+各个传统行业”,但它不是单纯的加法,而是通过利用通信技术、网络平台等,让互联网与传统行业深度融合,创造出一种更广泛的以互联网为基础设施和实现工具的经济发展新形态,从而充分发挥互联网的优化资源配置、创新生产营销模式等优势,推动社会各领域的效率提升和改革创新。“互联网+”不是简单结合,而是实现对各领域的跨界融合,这是互联网思维创新的基础,即实现融合协同,使群体智能得以最大化发挥。“互联网+”是一种创新驱动,是中国经济社会发展及转型的驱动载体,通过资源的优化配置和互联互通,能够对现有的社会经济结构进行重塑。开放自由的生态特性是“互联网+”最重要的特征之一,现如今我们的社会已经进入了云计算、大数据、物联网以及人工智能等各项技术全面整合和高度互联的“互联网+”时代。

二、互联网医疗的定义

互联网医疗是“互联网+医疗健康”的简称,也称“互联网+医疗”。从互联网医疗健康行业发展过程及社会发展进程梳理,“互联网+医疗”的定义从生物医学逐步演化到社会医学,其概念也有广义和狭义之分。广义的“互联网+医疗”是指借助互联网、物联网等信息技术的使用,实现个体健康全过程的覆盖,并与个体在生理、心理和社会适应性方面的咨询、诊疗、康复、保健、预防等全流程深度融合而形成的一种新型医疗健康服务体系。《国务院关于积极推进“互联网+”行动的指导意见》将医疗和健康放在一起,拓展了医疗的概念。所以,目前的“互联网+医疗”,其实是“互联网+医疗相关行业”,包括“互联网+医院”“互联网+公共卫生”“互联网+健康管理”“互联网+医药”“互联网+医疗保险”“互联网+智能穿戴(人工智能)”等。狭义的“互联网+医疗”则是指通过互联网等信息技术开展的与疾病诊断、治疗活动相关的全病程医疗服务体系。本书所提的是广义的“互联网+医疗”,即“互联网+医疗相关行业”,是使医疗与健康相结合,并以互联网为依托、以信息技术为手段(包括网络及通信技术、云计算、物联网、大数据、可穿戴设备等),与传统医疗卫生服务深度融合而形成的一种新型医疗卫生服务业态的总称。

“互联网+医疗”将会构建我国医疗健康服务的新兴产业形态,对传统医疗模式带来颠覆性改变。“互联网+医疗”通过对现有传统医疗体系的优化重塑,可以切实改变医疗服务管理方式、优化患者就医流程、改善医患矛盾、节约和降低医疗成本,提高就医效率。这种新兴的医疗健康服务业态,以互联网为载体增强线上线下的互动,有利于提升政府和医院管理者的医学决策能力和管理水平。当前随着

大数据、云计算、物联网和人工智能等新兴信息技术在医疗领域的应用，传统的“以临床为中心”的医疗模式开始逐步转向“以患者为中心”的智慧型医疗服务模式。“互联网+医疗”将渗透到医疗健康服务和医疗健康产业的各个环节，同时也将带来巨大商机。

全球知名咨询公司麦肯锡首先提出“大数据(Mega Data)”概念，它将“大数据”定义为一种特定的数据集合，其特点可以总结为以下4个方面：第一是数据量巨大，随着数据处理技术的发展，网络带宽的不断升级，以及社交网络的迅猛发展，各行业都积累了海量的数据。目前，数据量级已经由TB级向PB级甚至ZB级增长。第二是数据类型繁多，大数据中包含的数据具有很多种不同的形式，如文本、文档、图片、日志文件、数据流、视频等。在医疗行业中，有结构化的诊疗记录数据、非结构化的文本形式的病历数据和图片形式的影像数据等。第三是价值密度比较低，大数据的价值具有稀缺性、不确定性和多样性。第四是处理速度快，数据是不断流动的，而不是静止不动的，有些数据有很强的时效性，需要实时处理新增的大量数据。

作为大数据重要应用领域的医疗行业，也将要面临大数据的挑战。医疗行业每天都会产生大量的数据，其中不仅有与诊疗相关的信息，还有多种类型的影像、病理检查等生物学信息，甚至还包括基因组测序数据。开展医疗大数据研究与应用的主要工作就是在对医疗领域各环节产生巨大的数据进行组织和管理的基础上，对这些数据蕴含的价值进行统计分析和挖掘利用，为个性化医疗、临床决策支持、疾病分析等提供全面的技术支撑。2014年4月百度发布了全球首个开放大数据引擎，开放了包括开放云、数据工厂和百度大脑等核心大数据平台。通过百度大数据引擎，外界可以获得对大数据信息进行存储、分析和挖掘的技术能力。如我国疾病预防控制中心在大数据方面与百度开展合作，进行传染病防控研究，建成中国首个流感预测系统。

云计算(Cloud Computing)是一种基于互联网的计算方式，通过这种方式，共享的软硬件资源和信息可以按需求转移给计算机和其他设备。云计算实现了在高速网络的基础上将数据的处理过程从单个计算机或服务器转移到计算机集群中，使用户可以得到单台计算机或服务器无法达到的计算能力。在“互联网+”的时代，云计算将资源的虚拟化、云存储、弹性扩展、集中配置管理、业务的可订阅化等先进技术运用到医疗信息化的建设中，形成具有医疗信息化特色的云解决方案，这就形成了“健康医疗云”。“健康医疗云”在云计算、物联网以及多媒体等新技术的基础上，结合医疗技术，使用“云计算”理念来构建医疗健康服务平台，利用云

计算技术巩固和发展现代健康管理服务，构建新型卫生服务体系，以达到提高医疗机构的服务效率、降低服务成本、优化服务流程、提升就医体验的目的。以居民电子健康档案信息系统的海量档案信息为数据基础，以互联网技术为载体搭建区域卫生资源信息服务平台和网络体系，为居民提供包括医疗资源共享、电子病历建立、医疗机构协同、远程医疗诊断、个人健康咨询等服务，实现从网站或其他服务终端设备自助获得所需求的个人健康和医疗保健服务，并进一步发展其他新型医疗健康信息服务。

早在20世纪90年代末，比尔·盖茨曾在《未来之路》一书中提及物联网概念，但物联网的概念真正被提出是在1999年美国麻省理工学院建立自动识别中心时。它被定义为：通过射频识别(RFID)等信息传感设备，按约定的协议，把任何物品与互联网相连接，进行信息交换和通信，以实现智能化识别、定位、跟踪、监控和管理的一种网络概念。2005年国际电信联盟(UTU)正式确定“物联网”的概念，将物联网称为“Internet of Things”，并归纳了物联网的技术、特征、未来挑战与市场机遇等。医疗物联网是物联网在医疗服务行业中的应用，它通过物联网的集成技术将医疗对象和医疗流程进行整合，以实现医疗对象的智能化感知过程和质量控制管理。医疗物联网的出现和发展是医疗服务行业相关需求增长的必然结果。

可穿戴设备作为一款收集数据以及反馈信息的人工智能终端硬件，能够被设计成以最佳的方式穿戴在用户身上的任何一个部位。它是一种“穿戴”在人体上的缩微计算机，由传感器、显示器和计算机元素等元件构成，其将采集到的相关人体数据上传到互联网，这成为互联网医疗的重要支撑，是实现互联网医疗高度集成化的基本保障。

三、我国互联网医疗发展的内在动因

我国人口老龄化问题日益加重，健康需求及市场逐步增大，而我国医疗体制一直未能从根本上解决当前的实际问题。如：我国医疗资源相对不足且分布失衡，分级诊疗制度不能有效落实，医疗服务价格定价不合理等。

我国人口众多，幅员辽阔，地区之间发展差异较大，使得我国医疗资源的数量不能满足人们的需求。根据《中国卫生统计年鉴》数据显示，2005至2014年我国医院数量复合增长率为3.7%，执业医师数量复合增长率为4.3%，医疗资源总量呈逐步增长之趋势。但是，同发达国家相比，我国每万人医师数量仍比较低，仅为德国的3.9%。此外，优质的医疗资源多集中于经济发展较好的大城市。

我国医疗体制改革一直以来围绕解决“看病难、看病贵”的问题展开，实际上

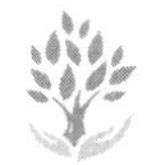

看病难的问题主要发生在我国的顶级医院、教学医院及各地市的中心医院，并非我国所有医疗机构都存在这种现象。我国医疗体制改革的核心问题是没有形成有效的分级诊疗制度，小病及常见病均向三级医院甚至顶级医院汇集。数据显示，2015年三级医院病床使用率的绝对值接近100%，而二级医院和一级医院的病床使用率分别是84.1%和58.8%。不同等级医院诊疗次数的对比更加明显。相关资料显示：2014年三级医院平均每所的诊疗次数为71.5万人次；二级医院为16.7万人次；一级医院为2.6万人次；未定级医院为2.4万人次；基层医疗机构为0.5万人次。

从等级医院占比与门诊量占比中（如图1-1所示）可以看出，不同等级的医院承担的门诊数量差别巨大，大量的问诊由高级的医院承担了，医院级别在数量上呈现正三角分布，在门诊量上呈现倒三角分布，因此在教学医院及中心医院常常出现“排队3小时，看病3分钟”的现象。形成规范合理的分级诊疗模式，并将优质医疗资源下沉，将是破解看病难问题的有效手段。

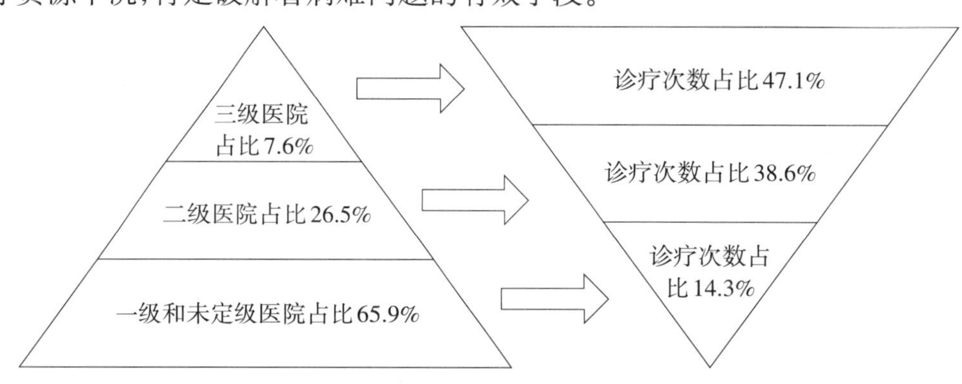

图1-1　等级医院占比与门诊量占比

社会普遍认为“看病贵”问题的原因在于以药养医和过度诊疗，然而在考虑公益性等因素的情况下，我国长期由政府指导定价的医疗体系服务价格，严重低于医疗服务的真实成本及价值，且公立医院政府投入少，医院需要靠自身“创收”来发展，这就导致医院的创收基本上是靠过度诊疗及过度用药等手段来实现的。国家为了破除以药养医，新医改采取了“药品零差价”“收支两条线”等措施，但由于医疗服务价格不合理和政府补偿不到位等核心问题仍然存在，导致破除以药养医的效果并不理想。

我国经济不断发展，人民生活水平不断提高，医疗技术也在日新月异地发展，这使得我国的人均寿命也在不断提升。我国人口结构发生深刻变化，老龄人口逐渐增多，人口老龄化趋势明显（如图1-2所示）。根据联合国2013年的世界人口展

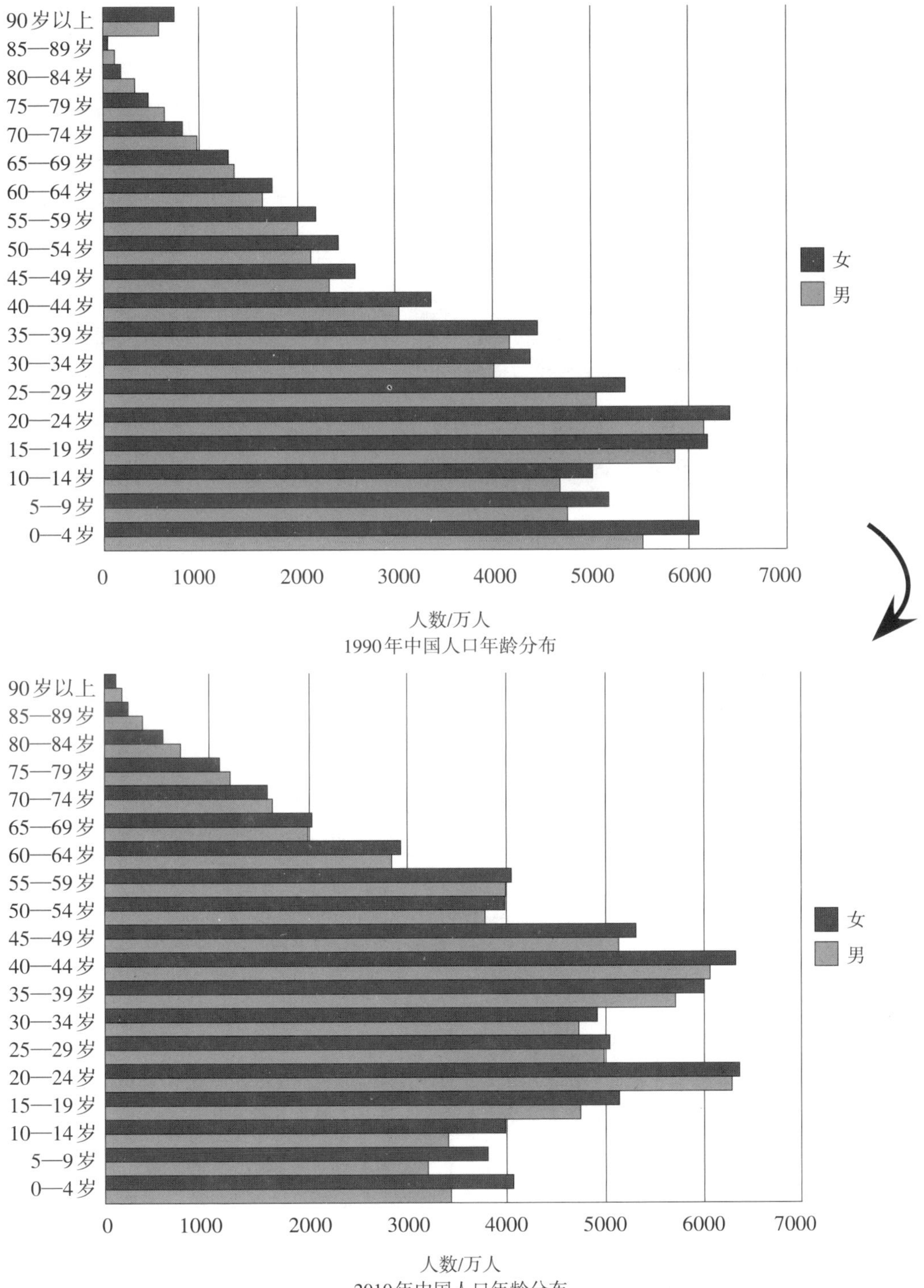

图1-2　1990年相比2010年我国人口变化趋势(图片来源:36氪研究院)①

① 本章图表及一些分析来源于199IT网,http://www.199it.com/archives/453806.html

望报告，到2050年，我国60岁及以上人口将增至4.54亿人，占全国人口的34%，我国将进入深度老龄化阶段，人口老龄化的直接影响就是医疗需求不断增加。另外，不健康的生活和饮食方式、精神压力大等因素导致我国慢性病患者的数量也不断攀升。国务院新闻办2012年出版的《中国的医疗卫生事业》白皮书指出，中国居民慢性疾病患病、死亡呈现持续快速增长的趋势，我国现有确诊慢性病患者2.6亿人，慢性病导致的死亡人数占中国总死亡人数的85%，导致的疾病负担占总疾病负担的70%。美国心脏学会的心血管病（CVD）分析报告预测：仅由于衰老和人口增长，从2010年到2030年，中国心血管疾病将增长50%以上。慢性病的患者需要定期进行检查，同时他们还可能出现其他并发症，这些都会导致医疗需求剧增。人口老龄化程度和慢性病患者数量的明显增加直接导致医疗需要不断被放大，这使得医疗资源配置不合理导致的相关问题更加突出。

在老龄人口不断增加的过程中，劳动人口总数增长率持续走低，社会负担渐重。年龄结构的变化引发的医疗资源不足、社会保障负担加重、“看病难”问题加剧等后果，给我国现有医疗健康体系带来了严峻的挑战。对部分国家的医疗资源进行对比分析发现，我国医疗资源整体比较薄弱（如图1-3，图1-4所示）。《全国医疗卫生服务体系规划纲要（2015—2020年）》旨在解决我国医疗资源不足、布局不合理、体制不健全等问题，并提出了一系列量化指标。但由于医疗资源培养周期长、社会成本高，医疗资源的配置将在较长时间内成为医疗健康行业的核心问题。通过对部分国家在健康方面的支出对比分析发现，我国健康支出不仅远远低于发达国家水平，也低于各国平均水平（如图1-5所示）。2005年至2014年，我国

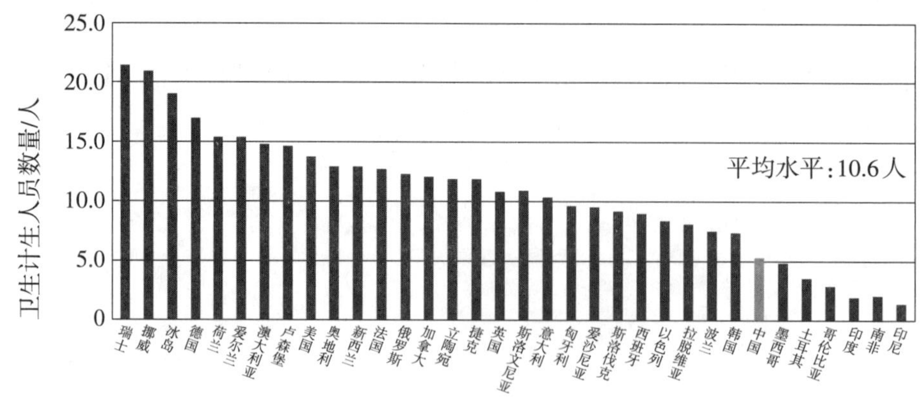

图1-3 2015年部分国家每千人拥有卫生计生人员数量（资料来源：36氪研究院，OECD，国家统计局）

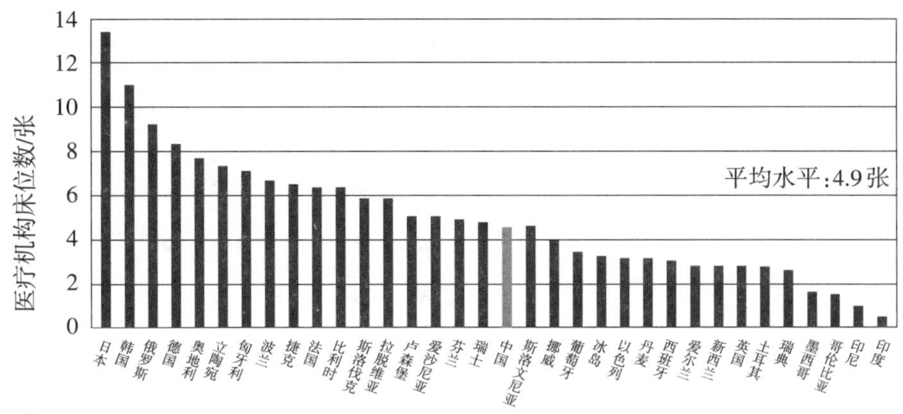

图1-4　2015年部分国家每千人拥有医疗机构床位数(资料来源:36氪研究院,OECD,国家统计局)

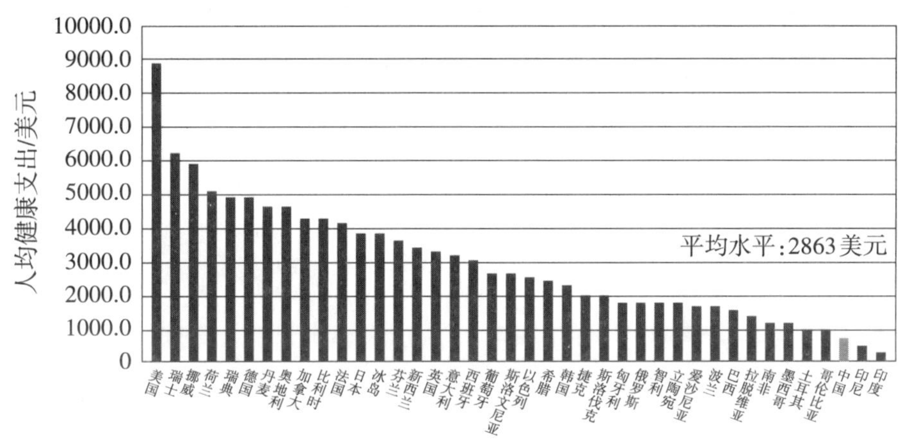

图1-5　2015年部分国家人均健康支出情况

注:健康支出的定义是对健康产品和服务的最终消费,包含了公共及私人在治疗、复原及长期照护中的投入,也包含了在公共健康、疾病预防项目及行政管理上的支出。

人均卫生费用持续升高,但增长速度逐步放缓(如图1-6所示)。与此同时,随着国民对医疗健康消费的观念逐步改变、经济发展的水平不断提升、医疗制度的不断改革,我国医疗行业市场将有很大的增量空间。目前我国社会医疗保险覆盖面广,但医疗支付方式单一,医保压力巨大。通过对我国卫生支出费用进行分析可以发现,社会卫生支出和政府卫生支出成为卫生支出的主要增长动力,个人现金支出部分占比明显减少。得益于社会医疗保险的普及,近10年来我国个人支出部分大幅下降,但仍处在较高水平。我国现行医疗保险制度主要依靠社会医疗保险,在近年来个人支付部分减少的情况下,医保承担了巨大压力。我们对历年医保基金收入和支出进行分析可以看出,在大部分年份,医保基金支出增长率超过收入增长率(如表1-2所示)。医保支付方的改革势在必行,商保的发展和补充是未来的趋势。互联网医疗作为解决医疗资源匮乏和民众日益增长的健康需求之间的矛盾的“润滑剂”,成为我国各级卫生部门积极引导支持的医疗发展模式。

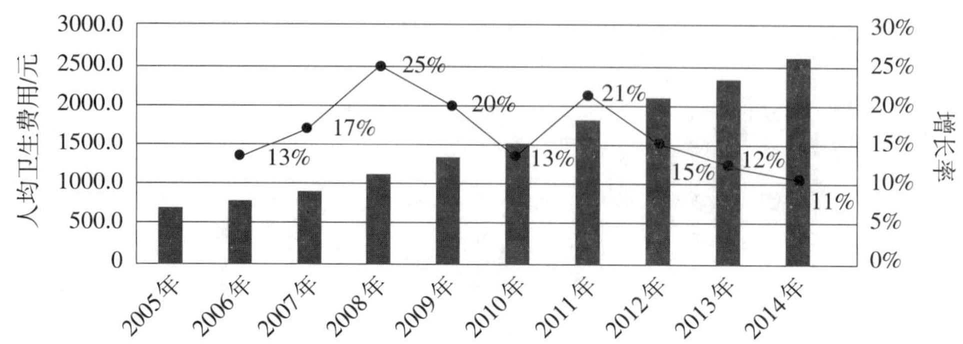

图1-6 2005-2014年各年度中国人均卫生费用变化趋势(资料来源:36氪研究院,国家统计局)

表1-2 医保收支变化情况(资料来源:36氪研究院,国家卫计委)

类别	2008年	2009年	2010年	2011年	2012年	2013年
筹资/亿元	382.5	461.6	561.8	722.9	942.4	1122.2
医保基金支出/亿元	274.6	372.0	472.6	578.8	760.7	911.4
筹资增长率/%	—	21%	22%	29%	30%	19%
医保基金支出增长率/%	—	35%	27%	22%	31%	20%

注:“—”表示没有相关数据,对原表略有修改。

四、我国互联网医疗的资本市场概况

2014年是我国互联网医疗的变迁之年,在这之前,我国互联网包括移动互联网一直在传统医疗模式的高墙之内寻找破墙之策,而伴随着我国“互联网+”战略的推进,传统医疗模式也不得不随之改变,通过互联网技术创造出新的机会来解决医疗服务的诸多痛点。我国互联网医疗能够在近几年得到快速发展,其中资本起着重要的推动作用。一直以来,由于医疗行业的资产投入多数为重资产投入且投资周期长,因此对于互联网医疗的投资,无论总量还是单笔投资的量都普遍少于其他互联网行业,这也导致互联网医疗的发展较其他互联网领域慢。但是2014年,以BAT为首的互联网巨头开始大规模投资,布局互联网医疗,使得中国互联网医疗投资升温,行业发展加速。因此,2014年也被业内成为互联网医疗元年。

BAT三家互联网巨头一直是我国互联网行业的引领者,在互联网医疗领域也不例外。早在2011年,天猫商城就开通了医药馆,虽然一个月后就被相关部门叫停整改,但这是我国互联网医疗领域的一次有意义的尝试,也奠定了阿里巴巴互联网医疗领域的布局思路,即基于支付和电商的优势,通过阿里巴巴的资金进行战略投资,整体布局互联网医疗。2011年,云峰基金投资寻医问药网;2012年,投

资“U医U药”。这两次投资是在健康管理端进行布局。2014年，阿里巴巴和云峰基金认购持有中信21世纪逾54.3%的股权，成为其大股东，旨在为以后发展医药电商铺路。2015年投资华康全景。从这些布局中可以看出，阿里巴巴的战略投资主要分布在医院端、健康管理端、医药电商等领域。阿里巴巴通过与线下药店（药品O2O业务）、下医院（未来医院计划）、就医160（预约挂号）、信诚人寿（商业）合作等方式，进一步完善自己的医疗布局。目前，阿里巴巴在互联网医疗上的投融资多通过其子公司阿里健康来进行，阿里健康是阿里巴巴集团践行“Double H”战略的医疗平台。此外，阿里巴巴进一步加大与医疗相关的技术投入，增加互联网医疗的应用场景。2017年7月，阿里健康发布医疗AI产品“Doctor You”，利用人工智能进行影像诊断；8月与江苏省常州市合作推进“医联体+区块链”试点项目；10月宣布与浙江大学医学院附属第一、第二医院，上海交通大学附属新华医院合作打造智慧医院。综上所述，阿里巴巴的互联网医疗布局充分发挥了其在支付和电商上的优势，投资方向较广，链条较为完整。

近年来，腾讯的互联网医疗布局以微信为基础，通过战略投资与合作构建智慧医疗体系。通过微信串起整个医疗服务流程，优化诊疗体验。腾讯投资丁香园与微医网获得患者资源、医生资源入口，将丁香园的线下诊所和微医的线上诊疗平台与互联网医院紧密连接起来，打造线下与线上的良性互动。投资智能医疗设备公司，布局可穿戴设备，与微信连通，投资医疗信息服务商，为未来医疗数据的分析处理打下基础。除此之外，腾讯充分利用社交优势，在QQ建立自己的健康社交平台，希望通过运动社交的概念将数据和后端的相关服务联结起来。在可穿戴设备上，通过自主研发或与领先的企业合作，开发慢性病监测智能硬件。依托智能硬件和微信的连通，打造慢性病管理平台。同时通过微信公众号和微信支付帮助线下医院完善就医流程，提供智慧医疗解决方案。此外，和阿里巴巴类似，腾讯也积极与传统医院合作，将人工智能等技术运用到医院平时的诊疗过程中去，拓展互联网技术的使用场景。通过分析可以得出，腾讯的优势是掌握网络问诊平台，医疗服务的核心就是问诊，很多医疗服务的发生都是基于此。腾讯以线上问诊为优势，继续向线下拓展，扩大微信连通线下医院的范围，这有助于真正实现连接患者、医院、医生的闭环医疗体系。

百度的主要优势在于搜索和数据处理，因而其在互联网医疗领域的布局主要集中在医疗数据的整合、分析和处理，优化医疗搜索，患者流量导入等方面。与其他两家公司相比，百度在互联网医疗上的策略更多是与好大夫在线平台、百科名医网、国家卫计委、国家药监局等合作或者自建相关平台，投资相对较少且集中于

患者流量导入、信息收集等项目。2015年2月，以6000万美元投资健康之路（医护网）；9月，与其他资本合作，以4000万美元投资趣医网。从这两项投资来看，百度看重的是这两家网站挂号、导诊、问诊业务背后的患者流量资源，合作的医生、医院资源。这种布局有助于其数据平台的建立、数据的分析应用，有助于实现线上线下的服务闭环。

我国互联网医疗在2014年迎来投融资爆发期，相关报道显示，整个行业投融资总额达14亿美元，投融资的增长趋势在2015年得到延续，2015年行业投融资总额超过18亿美元，较2014年增加28.6%，其中公开的融资事件187起。2015年互联网投资领域表现抢眼，微医集团3.94亿美元的C轮融资更是当时的中国互联网医疗领域之最。可是这个纪录在2016年就被打破，2016年5月19日，平安好医生宣布获得5亿美元的A轮融资，刷新互联网医疗初创企业最大单笔融资纪录。

从近几年投融资的情况来看，其有以下3个特点：

一是更多创业公司得到了融资。2015年互联网医疗相关创业项目的数量比前年有较大幅度的增长。其中天使轮融资的数量是2014年的4倍，A轮融资占总融资额的34%。同时专注于某一专科项目的创业公司受到资本的青睐，医患沟通的投资案例最多达23起；医疗信息的垂直领域投融资发生额最高，达2.91亿美元。

二是与患者和医生相关的项目备受关注。在所有互联网医疗的商业模式中，B2C模式（商对客电子商务模式，这里的C端包括患者和医生）受到资本的关注，在所有模式融资项目中占据榜首，比例为39%。就细分领域的投融资笔数来说，挂号问诊、健康预防、医药电商等与C端相关的领域排在前列。在2015年我国互联网医疗投融资额前10名中，医药电商占有5席，结合我国未来电子处方放开的趋势，我国医药电商领域的竞争将会更加激烈。

三是互联网医疗的投资者更加多样化。与2014年相比，近年来互联网医疗的投资主体变得更加多元化，除了互联网巨头外，更多的风险投资也加入了进来。信息显示，2015年参与两项及以上互联网医疗项目的风投公司有26家，其中经纬中国参与最多，参与了近7个互联网医疗项目。在整个互联网医疗领域中，基因检测、医药电商、可穿戴设备、移动医疗应用位居行业投资前四位。此外，2014年医疗健康板块新上市的公司高达16家，资产募集约20.26亿美元，其中，16家企业主要分布在生物技术、医疗设备、生物制药及销售、医疗服务4个领域中。绿叶制药集团共募集资金7.83亿美元，位居该行业榜首。不仅如此，该年度各大健康领域企业并购案也掀起热潮。截至2014年末，行业内共完成并购案138起，投资总金额约64亿美元，其主要发生在生物技术、医疗服务、制药、医疗设备4个板块。

随着我国互联网的普及，互联网用户的增加直接影响着互联网医疗市场规模的扩大。据统计数据显示，自2011年起，我国互联网医疗总体市场规模以约30%的增长率逐步增长，截至2016年底我国互联网医疗总体市场规模约57.90亿元，是2011年的5倍。从2014—2017的投资事件的数量来看，互联网医疗健康领域投资在2015年达到顶峰，2016年资本进入理想调整状态，医疗健康领域投资事件数量首次出现负增长（如图1-7所示）。2017年随着互联网人口红利消失，资本对互联网行业更加谨慎，投融资热度明显下降。投资机构对互联网健康医疗行业的投资更加理性，不再像前几年那样疯狂追捧。从投资活跃度和总规模来看，投资出现了一定程度的回落，投资热点也转向更容易盈利的基因检测服务和“AI+医学影像”领域等。移动医疗领域投资数量持续走低。从投资轮次来看，早期项目融资能力降低，而B轮以上的投资事件均呈现融资额稳步上涨态势，并购及战略投资占比显著增加。资本加持成熟企业，马太效应更为凸显。相关分析认为，服务创新模式趋于成熟，行业版图日渐清晰，是行业整体融资事件数下降的主要原因。不具备先发优势的早期项目，已经无法吸引投资者的注意。如果无法突破现有的服务范式，随着行业格局的成形，服务创新领域的投资热可能将持续降温。虽然互联网健康医疗领域的投融资热度有所降低，但整个市场正在朝着更健康的方向发展，这对互联网健康医疗行业及追求价值投资的机构来说都是件好事。

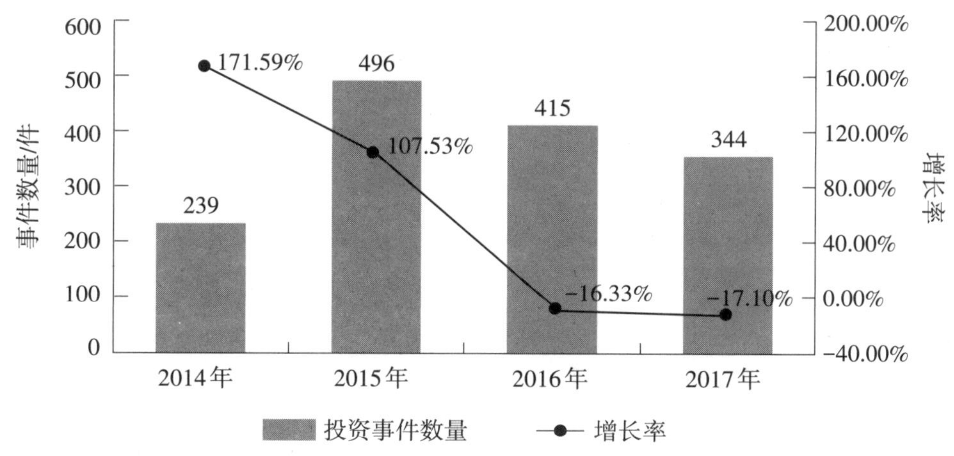

图1-7　2014—2017年互联网医疗健康领域投资事件数量统计（资料来源：中商情报网）

五、我国互联网医疗的发展现状

在我国互联网医疗起步之初，人们对互联网医疗的概念尚不清晰。国家在推出“互联网+”的战略后，发布了一系列促进“互联网+”相关产业的政策。在国家政策的利好推动下，社会产业资本纷纷进入，并围绕医疗健康核心端进行产业布局，由最初的服务患者端，逐步延伸到服务医生端、服务医药端，再推进到服务医院端及医疗支付端，由此诞生了一系列的互联网医疗产业平台及产品（如图1-8所示），如医药电商平台、远程诊疗平台、互联网医院平台、单科垂直平台及智能终端产品等（如图1-9所示）。

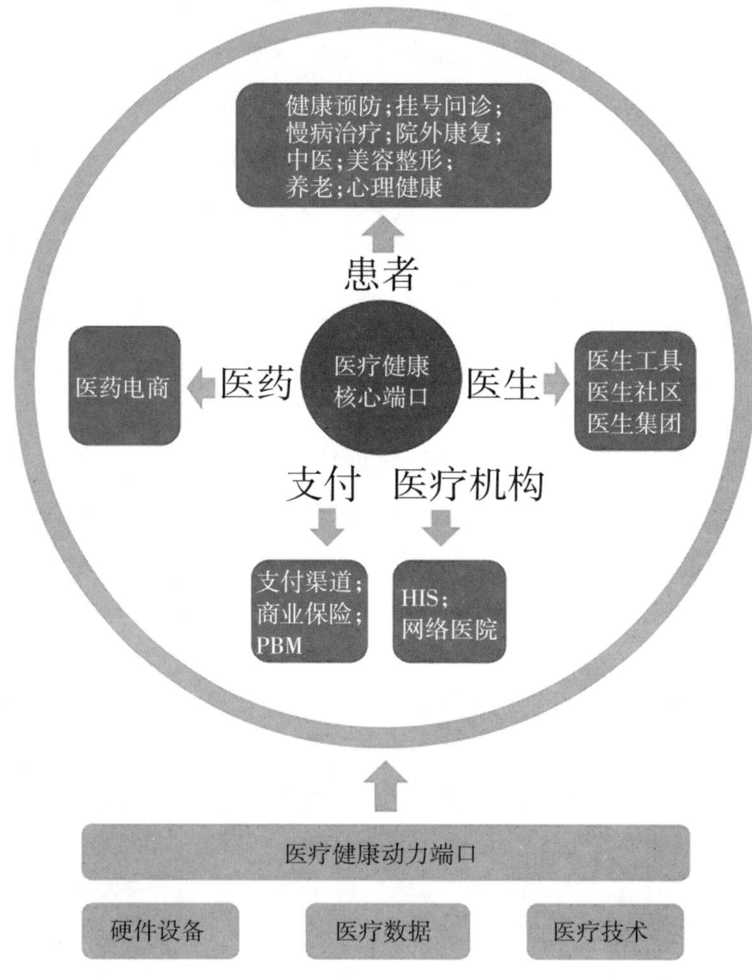

图1-8 我国互联网医疗健康核心端产业布局方向（资料来源：36氪研究院）

注：PBM为药品福利管理，是针对医保费用控制和医保基金管理提供的一种专业化的第三方服务。

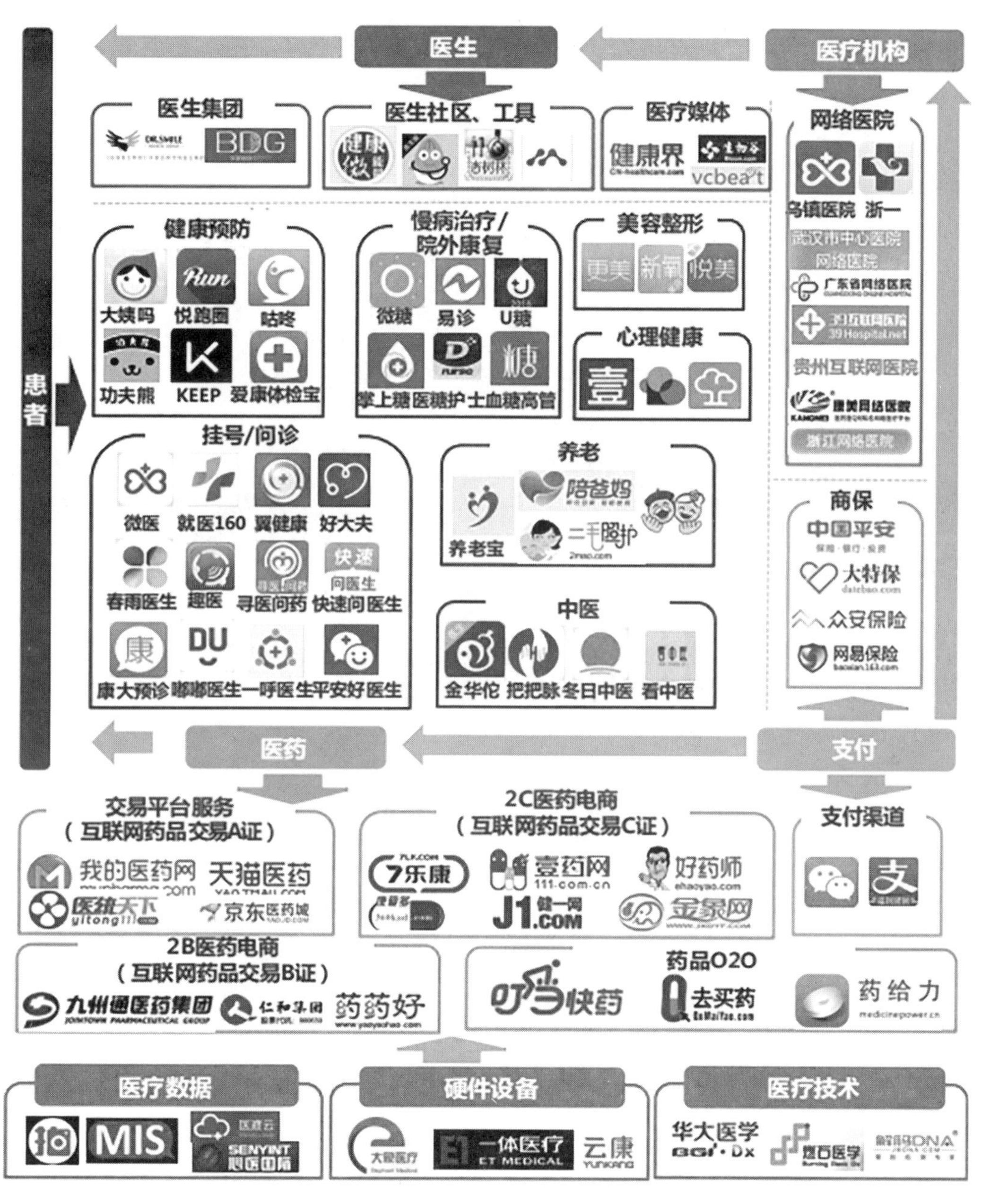

图1-9　我国互联网医疗产业链分布情况（资料来源：36氪研究院）

注：以上公司所在行业按公司主要业务划分；仅选 取行业代表企业，排名不分先后。

目前随着领域细分的不断深化，互联网医疗的发展模式逐步清晰，产业前景也逐步明确。其中以BAT三大互联网产业巨头为代表的产业发展情况基本反映了我国互联网医疗的现状（如图1-10、1-11、1-12所示）。36氪研究院对我国互联网医院的产业状况进行了系列分析。

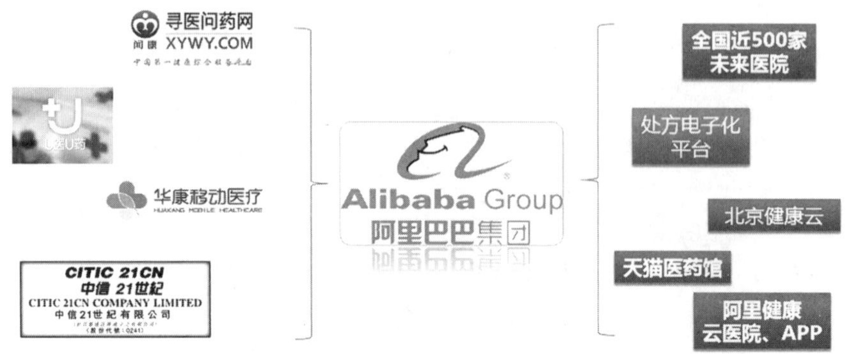

图1-10　阿里巴巴互联网医疗布局概况(资料来源:36氪研究院)

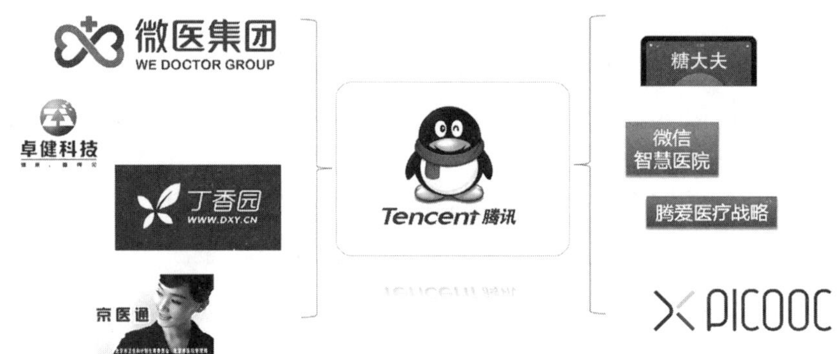

图1-11　腾讯集团互联网医疗布局概况(资料来源:36氪研究院)

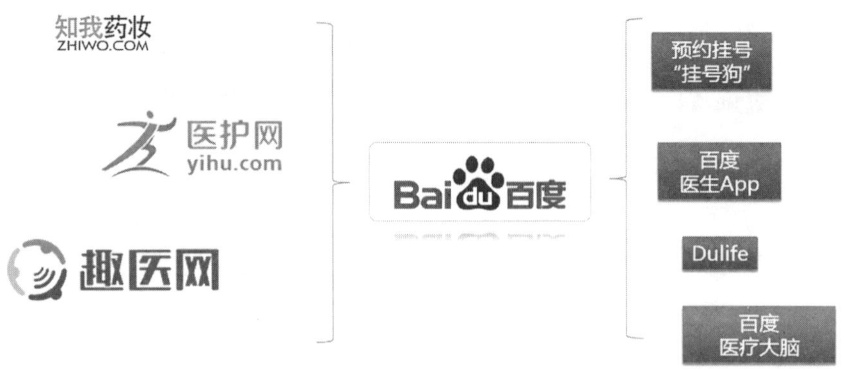

图1-12　百度互联网医疗布局概况(资料来源:36氪研究院)

(一)服务患者端产业现状

服务患者端产业是互联网医疗最为活跃的创业方向,也是资本早期介入互联网医疗产业的主要入口。目前已出现了大体量平台及众多垂直领域企业。随着我国国民消费能力的不断提升,互联网医疗将呈现出消费性的特点。互联网医疗

的消费领域同样需要规范专业的技术保障。根据互联网医疗消费的专业性需求，我们将服务患者端口的企业分为疾病就医范畴及消费医疗范畴(如图1-13所示)。从医疗实际需求角度，我们看好医疗资源配置能力强的挂号问诊企业，以及慢病管理、消费性医疗类企业。

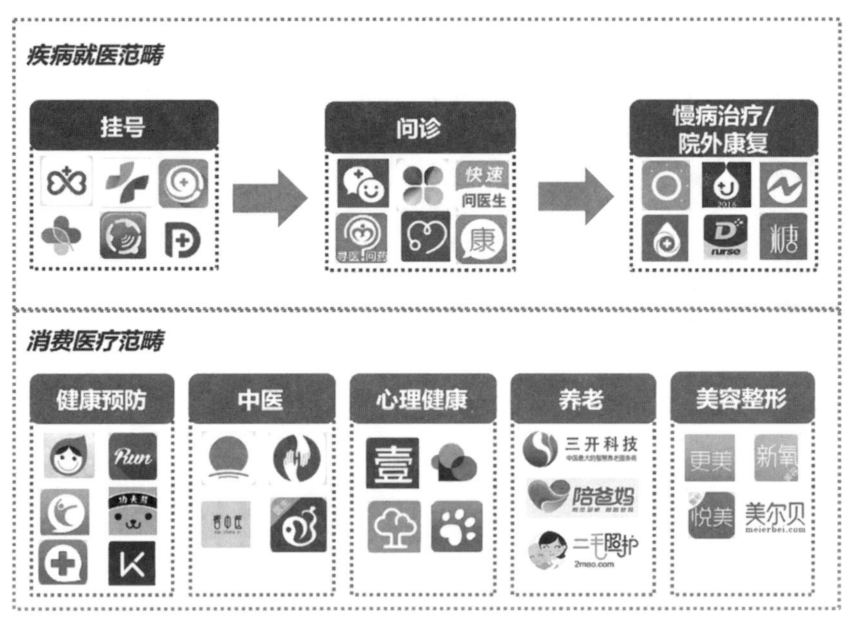

图1-13 服务患者端产业(资料来源:36氪研究院)

在疾病就医范畴，大平台利用大患者流量和较强的医疗资源，开始结合分级诊疗布局资源整合系统，希望在分级诊疗改革鼓点正急的阶段把握资源重新配置的机会。垂直型平台则集中在重点科室(儿科、妇科等)及慢病治疗领域(糖尿病、肝病、心血管疾病等)，希望进一步拓展服务范围及价值，绑定长期性医疗消费。垂直型平台案例如图1-14所示。在消费医疗范畴，围绕健康需求的消费升级成为互联网医疗创业的新趋势，主要方式是利用互联网对用户需求进行资源对接。综合观察目前的互联网医疗行业，由于挂号问诊贴近绝大多数人的就诊需求，并且具有发展更多综合的医疗O2O业务的潜力，因此此领域的创业公司创立较早、创业数量较多，形成了互联网医疗行业体量最大的创业公司群体。挂号领域的领军企业多已占据互联网医疗的“入口优势”，在用户流量、医疗资源开拓上具有先发优势。挂号领域的领军企业均已完成了用户积累和基本资源建设阶段，其主要

微糖

产品功能：
饮食、运动指导，用药指导，血糖监测，病友社交，糖尿病治疗辅导，私人医生（提供服务）。

运营情况：
“糖友”激活量达200万人以上，7日留存量占比达到35%。拥有注册糖尿病专科医护人员11000名，包括8000多名二级医院以上内分泌科医生。

未来发展：
接入硬件，建成线下服务中心，根据业务进度和政策开放程度，继续布局电子商务、慢性病金融理财、药品服务等业务。

壹心理

产品功能：
推出了壹心理、口袋心理测试等APP及众多“新媒体大号”，兼具心理学普及、社区交流等功能，也提供心理咨询服务。

运营情况：
注册会员1300万人。全国有792家心理机构、6372位心理咨询师、178个高校心理社团和600多位心理专栏作者进驻平台。

未来发展：
提供心理测试轻服务，心理咨询服务，安排心理公开课。

图1-14　消费型（垂直型）医疗产业案例：微糖及壹心理
（数据统计截至2016年3月，资料来源：36氪研究院，企业调研）

的发展方向是网络医院、精准医疗资源对接、分级诊疗转诊、线下医院建设等，其案例如图1-15所示，着力点集中在对现有医疗资源的优化配置上。在挂号领域，我们看好对医疗资源有综合把握能力，并能在分诊转诊、远程问诊上具有技术、政策、系统支持的公司。

在线上问诊领域，领军企业各自具有不同的模式和未来发展方向，线下资源布局、慢病及健康管理、拓展保险合作是其主要的方向。问诊领域创业公司分为两类：一类以医疗信息咨询平台起家（如快速问医生、寻医问药），一类以提供轻问

诊服务起家(如春雨医生、平安好医生)。由于不需要掌握公立医院的挂号资源，问诊领域公司的主要竞争点集中在对医生资源的掌握及患者流量的积累上(如图1-16所示)。现阶段我国医疗资源,尤其是高水平的医生资源的短缺与不足决定

	挂号网(微医)	就医160	华康全景网
创立时间	2010-03	2009-08	2011-06
轮次	E轮	新三板	B轮
投资方	风和投资 复星医药 晨兴创投 启明创投 高瓴资本	启赋资本 华欧创投 基石资本 光信资本	云峰基金 深圳力合创投 同创伟业 新天域资本
政府支持	国家卫计委批准的全国就医指导平台	深圳市卫计委预约挂号统一平台	已获得深圳、呼和浩特、海南、黑龙江等省市卫计委授权,为当地公立医院提供医疗服务
经营情况			
注册用户	超过1亿人	超过7000万人	超过1000万人
覆盖医院	超过1900家	超过2000家	超过1000家
未来战略	打造互联网医院,提供在线问诊、远程会诊服务	广泛接入合作伙伴,进行一站式健康管理,开展国际医疗业务	打造一站式就医服务平台 打造精准患者管理和分级诊疗平台

图1-15　以挂号为主的服务患者端企业案例(数据统计截至2016年3月,资料信息来源:36氪研究院)

	春雨医生	平安好医生	快速问医生	寻医问药
创立时间	2011-11	2014-08	2004	2001-01
轮次	C轮	未披露	未披露	A轮
投资方	贝塔斯曼 蓝驰创投 如山创投 Temasek淡马锡	中国平安集团	未披露	云峰基金
经营情况				
注册用户	9200万人	超过2500万人	超过1亿人	超过1亿人
拥有医生	41万名	自建医生团队人员近1000名,签约副主任医师5000名	执业医师60万名 签约医师7万名	副主任级别以上医生18万余名
服务	线上轻问诊,私人医生,春雨诊所	健康数据记录,线上问诊,电商	提供健康信息,线上轻问诊	24小时线上问诊,面向患者、医生、药企提供服务
未来战略	大数据切入健康险,更多线下O2O拓展(如慢病管理等)	自建医院,拓展健康险业务,培育药品电商	提供家庭医生、精准转诊服务	医疗服务大数据切入药品服务、健康管理及慢病管理服务

图1-16　以问诊为主的服务患者端企业案例(数据统计截至2016年3月,资料信息来源:36氪研究院)

了该领域竞争的激烈，如何以高质量服务留住患者，以精准服务对接患者，以高收入留住医生，是此领域的重要课题。从远期来看，医生自由执业制度的进一步放开、国家对医疗资源的建设将有利于此领域的发展。

（二）服务医生端产业现状

国内的服务医生端互联网医疗产业，主要分为医生集团和医生社区或工具，主要是通过有效把握医生资源，切入医疗服务。医生集团创立之初主要是为了提高医生收入，提高医疗相关资源配置，为医生自由执业提供解决方案；医生社区或工具类创业主要为医生科研、交流、日常工作提供支持。2015年9月国家卫计委主持召开的医生集团研讨会提出：医生集团是指以医生为主体的、至少由两名医生组成的实体。医生集团本质是医生的团体执业，区别于医生独立执业，医生之间共同计算收入和成本，共同承担损失和医疗风险，共享设施设备和患者资源。我国目前已形成了多专科、单专科的医生集团类型，但体量较小。医生社区或工具类创业主要分为科研交流、医患沟通、病患管理等类型，通过社区、工具等，有效地将医生资源切入医疗服务。医疗媒体创业主要从媒体报道切入，开展资本服务、医疗行业资源对接等业务（如图1-17所示）。

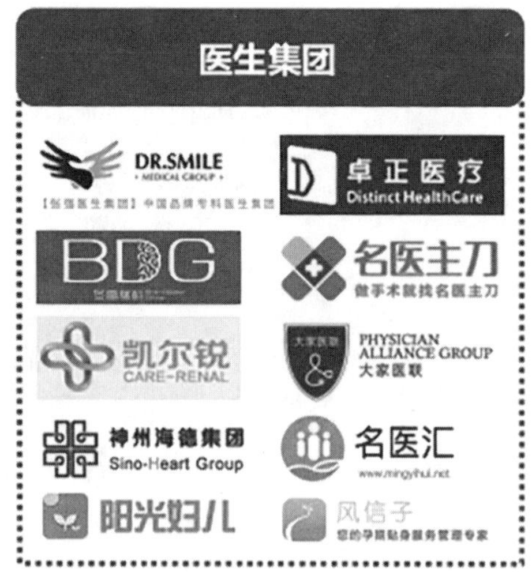

图1-17　服务医生端企业案例（资料来源：36氪研究院）

医生集团的崛起是我国医疗变革的重要产物。我国体制内医生收入来源主要是工资和奖金，收入水平不高、收入来源单一，医生大多希望有更高的收入，多点执业的逐步放开为医生集团的形成提供了政策条件。而医生资源的稀缺及民营医院、诊所的崛起为医生自由执业提供了动力，医生集团应运而生。可按照医生是否来自体制内，以及所执业的专科种类对医生集团进行划分（如图1-18所

示)。借鉴欧美国家经验,医生集团通常以医生资源切入,培养健全医疗团队(包括资深专家、普通医生、麻醉师、护士、医生助理等),并且整合执业实体场所,诊断检验机构,医疗耗材、药品管理机构,医保机构等形成全程医疗服务闭环。不同于医生"走穴",医生集团通常具备健全的风险控制流程。我国医生集团体量偏小,尚处于发展初期。

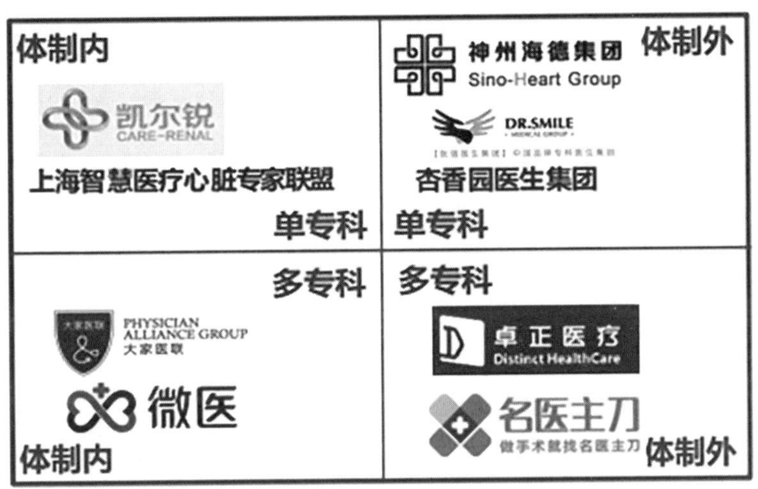

图1-18 医生集团分类案例(资料来源:36氪研究院)

医生集团的发展路径一般为:初期与医院合作,形成伙伴关系(Physician Hospital Partnership,PHP);形成一定规模后,进入扩张模式,开始自建诊所或医院,在医保端、医药端、检验耗材端等形成议价能力,打通所有医疗服务环节;最后形成大型医疗集团,通过收购等方式并入医院、医药端等的资源。掌握优质医生资源、具备高管理水平的医生集团值得期待。张强医生集团成立于2014年7月1日,是我国首家跨专科医生集团,在北京、上海设有行政总部。张强医生集团的发展路径如图1-19所示,集团的主要人员履历如表1-3所示。2016年初,张强医生集团顺利完成从跨专科到血管外科的转型,成为国内首家血管外科医生集团。张强医生集团采用PHP模式与京沪等各大城市国际医院签约。截至2016年,签约的国际医院包括:上海禾新医院、上海沃德医疗中心、北京和睦家医院、北京和睦家康复医院、浙江绿城心血管病医院、北京善方医院、青岛和睦家医院、天津和睦家医院、上海和睦家医院等。张强集团已接入多家国际、国内商业保险公司以构建支付闭环。

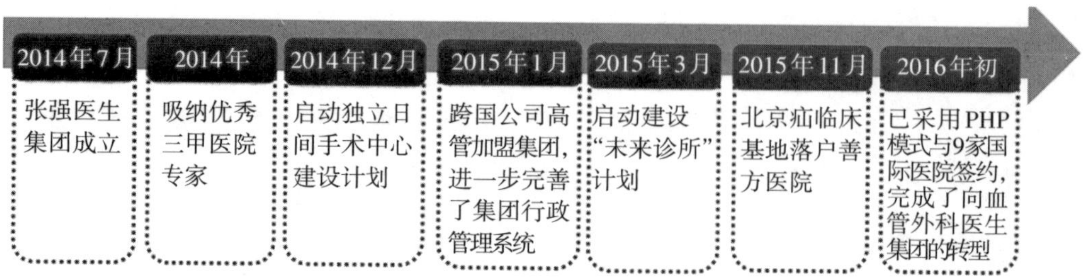

2014年7月	2014年	2014年12月	2015年1月	2015年3月	2015年11月	2016年初
张强医生集团成立	吸纳优秀三甲医院专家	启动独立日间手术中心建设计划	跨国公司高管加盟集团，进一步完善了集团行政管理系统	启动建设“未来诊所”计划	北京疝临床基地落户善方医院	已采用PHP模式与9家国际医院签约，完成了向血管外科医生集团的转型

图 1-19　张强医生集团的发展路径（资料来源：36 氪研究院根据官网及公开信息整理）

表 1-3　张强医生集团的主要人员履历（资料来源：36 氪研究院根据官网及公开信息整理）

医生	级别	专科特长	履历
张强	主任医师	擅长静脉曲张微创手术、静脉血栓的介入溶栓治疗	上海第二医科大学外科硕士，2000年被聘为浙江大学医学院外科学硕士生导师。在国内外杂志发表论文多篇。自行设计的医疗器械获两项国家专利。多项血管微创技术填补亚洲或国内血管外科的空白
傅一山	副主任医师	擅长脊柱外科领域诊治	在国际权威杂志及国内核心期刊发表多篇论著，担任多份国际及国内专业期刊的特约编委或审稿人，主持完成上海市卫生局及上海市第六人民医院科研课题数项，获国家发明专利数项，成功完成颈椎、胸椎及腰椎各类手术上千例
王永春	副主任医师	擅长血管瘤诊治、微整形及疤痕整复、手整形与功能重建等	原上海市第一人民医院整形外科专家及同济大学附属东方医院医疗美容专家，于专业核心杂志发表论文多篇，成功完成整复外科各类手术数千例

（三）服务医院端产业现状

服务医院端产业主要就是互联网医院，早期称为网络医院。不同于在线问诊，互联网远程医疗必须由医疗机构提供服务。早期的网络医院主要有两种类型：一种为医院开展网络远程医疗提供平台，如微医乌镇互联网医院；一种以某一家或几家医院为依托，建立远程医疗问诊网站或推出相关APP（应用软件），如武汉市中心医院网络医院。网络医院模式如图 1-20 所示。远程医疗具有资源共享的特性，可降低就医成本，从而有利于分级诊疗改革，其受到了国家政策的支持。2014 年 8 月国家卫计委发布了《卫生计生委关于推进医疗机构远程医疗服务的意见》，发改委、卫计委又于 2015 年发布了《国家发展改革委办公厅 国家卫生计生委办公厅关于同意在宁夏、云南等 5 省区开展远程医疗政策试点工作的通知》，这些政策不仅对远程医疗给予了大力支持，而且还要求试点省份“研究将远程医疗费用纳入基本医疗保险统筹基金和新农合报销范围”，从而降低了目前远程医疗收费较高的情况，提高了远程医疗服务的使用率。2018 年 7 月国家卫生健康委研究制定了《互联网诊疗管理办法(试行)》、《互联网医院管理办法(试行)》和《远程医疗服务管理规范(试行)》,进一步规范了我国互联网医院未来的发展。

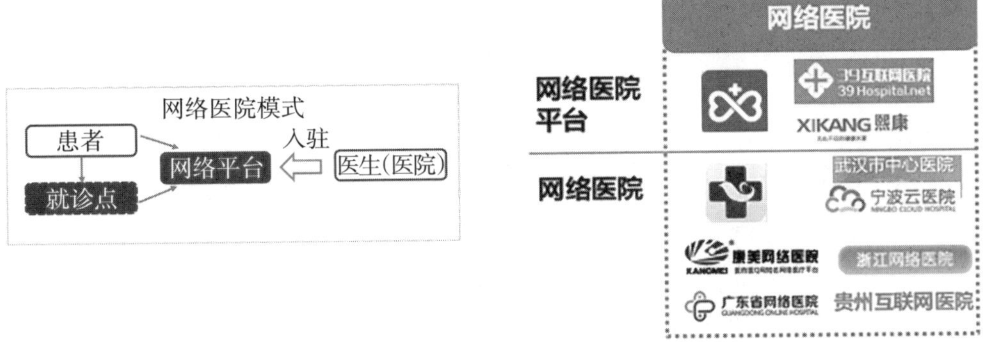

图1-20　网络医院模式(资料来源:36氪研究院)

目前由医疗机构提供的远程医疗主要分为2B(企业与企业之间的电子商务)和2C(商家与顾客之间的电子商务)两类服务模式(如图1-21所示)。我国的远程医疗,前期主要集中在2B业务上,主要用途是专家就疑难杂症进行远程会诊。随着2014年国家政策的放开,2C市场首次打开,它配合分级诊疗制度将常见病纳入远程医疗范畴,并且简化了行政审批环节,从此市场迎来历史性转折。借鉴美国远程医疗的发展历程,1999年我国政策开始进行实质性扶持,医保将远程医疗纳入保险范围成为推动行业成长的最大转折点。

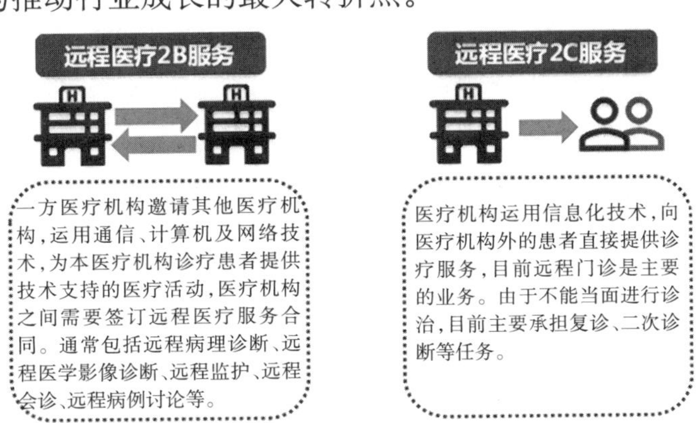

图1-21　远程医疗模式介绍(资料信息来源:36氪研究院)

(四)服务医药端产业现状

目前服务医药端产业根据提供服务的对象和方式不同,分为交易平台服务(互联网药品交易A证)、2C医药电商(互联网药品交易C证)、2B医药电商(互联网药品交易B证)及药品O2O四种类型(如图1-22所示)。通常认为对上游的议价能力、物流和服务是医药电商的核心竞争力。截至2016年3月,药监局已颁出529张

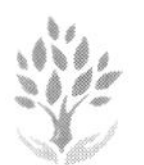

互联网药品交易许可证书，其中A证和C证持有公司都可直接向C端（客户端）提供服务。在医药领域完成“医药分开”改革后，公司可利用对上游的议价能力和下游的获客能力，整合其他资源，向PBM型的大型医药集团转变。

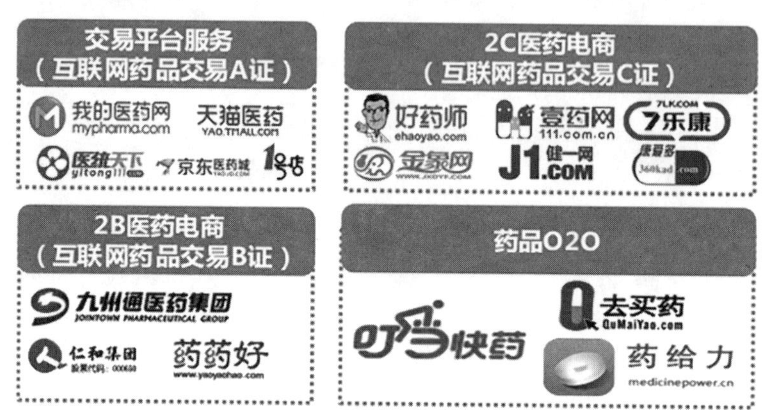

图1-22　医药电商的分类（资料信息来源：36氪研究院）

我国医药端产业的发展受政策影响较大，目前医药电商不涉及处方药，不能医保支付等限制了行业的发展（国家药监局出台的相关政策如表1-4所示）。有专家认为“医药分开”改革取得突破性进展，允许处方外流、处方药市场向互联网开放和打通医保线上支付关节将是行业出现爆发增长的节点。政府早期允许医院采用药品加成制度，以补充政府投入公立医院的不足，是我国以药养医制度的发端。2012年，我国医院收入的40%来自药品，以药养医造成了诸多问题，加重了医保负担。政府采取了多区域试点、消除药品加成、提高医疗服务价格、加大财政补贴的方式促进医药分开。

表1-4　国家药监局出台的相关政策列表（资料来源：36氪研究院、药监局）

时间	部门	政策	主要内容
1999年	国家药监局	《处方药与非处方药流通管理暂行规定》	药品禁止网上销售
2000年	国家药监局	《药品电子商务试点监督管理办法》	允许部分省市（广东省、福建省、北京市、上海市）网上销售非处方药
2001年	国家药监局	《互联网药品信息服务管理暂行规定》	允许网上药品信息服务，禁止药品交易
2005年	国家药监局	《互联网药品交易服务审批暂行规定》	允许零售连锁企业通过互联网向消费者销售非处方药
2013年	国家药监局	《关于加强互联网药品销售管理的通知》	零售连锁企业能网售非处方药，并使用GSP（《药品经营质量管理规范》）认证配送体系配送
2014年	国家药监局	《互联网食品药品经营监督管理办法》（征求意见稿）	网售资质向单体和连锁药店开放，可以由第三方物流进行药品或医疗器械配送

随着2017年9月全国公立医院实行药品零差率,医院失去了以药补医的动力,电子处方外流有逐步加大的趋势,这也是互联网医院发展的契机。随着电子处方外流,药品价格市场化及医保主动控费将成为趋势。未来拥有医药端资源、零售终端整合能力和优秀服务能力的综合电商或慢性病垂直电商,将会向药品PBM模式(如图1-23所示)进一步转变。

医院、医生
开出处方
医药电商、药店
获取处方
患者
取得药物,医保赔付
PBM
审核处方、返回药物建议及协议价格

图1-23 医药电商PBM模式(资料来源:36氪研究院)

(五)医疗支付创新端口产业现状

我国医保支付改革不仅是医疗改革中重要的内容,也是互联网医疗打开局面的关键所在。目前我国整体医疗保障体系不完善,通常医疗支出主要由三个部分组成:政府的医疗保障、商业保险和个人自付部分。从2013年部分国家的医疗卫生支付来源占比情况我们可以发现(如图1-24所示),我国医疗行业的商业保险有很大的增长空间。为了促进我国居民积极参与商业健康保险,财政部、国税总局、保监会于2015年11月颁布了《关于实施商业健康保险个人所得税政策试点的通知》,允许对试点地区个人购买符合规定的健康保险产品的支出在个人所得税前按每年2400元予以扣除。可以预见随着互联网医疗的发展,医疗健康的商业保险前景光明。

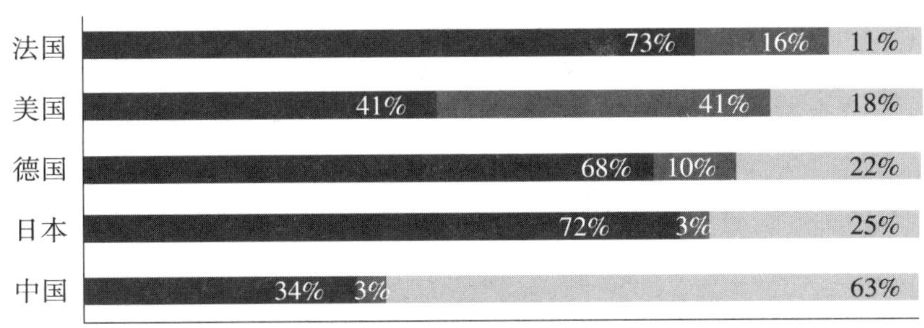

图1-24 2013年部分国家医疗卫生支付来源占比情况(资料来源:36氪研究院,OECD,国家卫计委,CITIresearch)

互联网医疗与保险是相互需求的关系。互联网医疗需要个性化地对接医保或商保,解决最关键的支付环节打通问题,保险同样需要互联网医疗在控费技术、

获客渠道、创新险种上发挥更大的作用。未来看好进行保险创新，具有控费能力，有能力获取精准用户并具备医疗资源整合能力的医疗健康险开发公司。医疗数据量大、种类繁多、处理速度快、价值高，对商业保险的发展有巨大的促进意义。互联网医疗为医疗大数据的获取、结构化、有序链接提供了新的平台和机会，将在多个维度促进商业健康险的发展。

（六）医疗硬件设备端口产业现状

医疗互联网的发展依托硬件技术进步，得益于芯片技术、传感器技术的不断进步，以及医学检验、诊断技术的不断革新。目前移动互联网下的医疗健康管理以手机为核心，以设备为重要切入口。可穿戴设备、监测设备的普及以及医疗诊断行业与移动互联网的结合（如图1-25所示），为互联网医疗带来数据积累、服务升级以及更好的医疗效果。业内普遍看好在设备基础上衍生的数据运营及增值服务活动，如可穿戴设备、监测设备与糖尿病、高血压、心脏病等慢性病后期服务相结合。

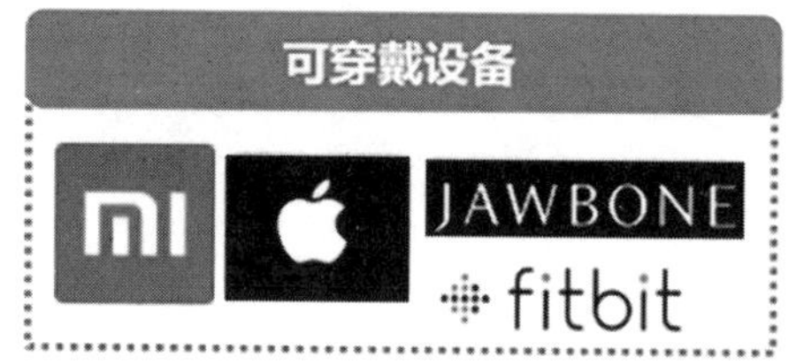

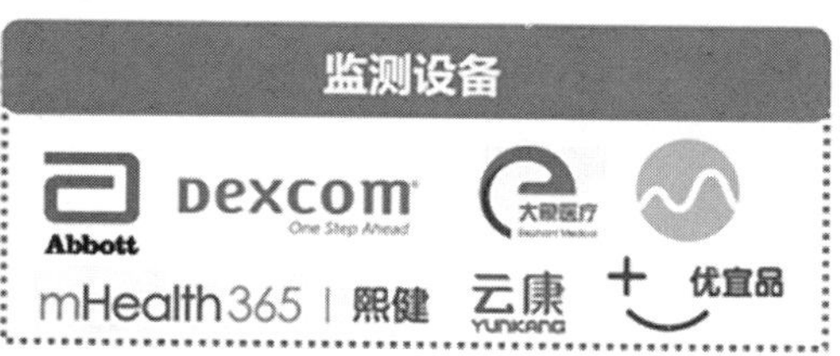

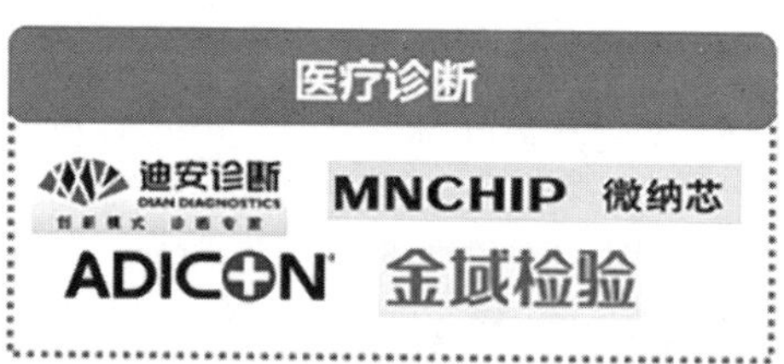

图1-25　医疗硬件设备端产业分类（资料来源：36氪研究院）

（七）医疗数据端口产业现状

医疗信息化需要把握医疗大数据优势，与互联网结合实现数据价值。我国医疗健康大数据地域、行业割裂严重，发展程度参差不齐，医改对医疗数据平台的建设存在迫切需求。国务院办公厅印发的《关于城市公立医院综合改革试点的指导意见》中提到加强区域医疗卫生信息平台的建设，推进医疗信息系统建设与应用。国务院办公厅印发的《全国医疗卫生服务体系规划纲要（2015—2020年）》中提到开展健康中国云服务计划，到2020年，实现全员人口信息、电子健康档案和电子病历三大数据库基本覆盖全国人口以及信息动态更新。政策上的强力支持将

推动医疗大数据企业、医院信息化创业企业进一步发展，并以医疗数据为基础，衍生出健康管理、慢病管理、医保监控、药品开发及精准营销等方向的互联网医疗产业。一级市场医疗信息化端口创业可分为医疗数据挖掘及应用和医院信息化解决方案提供两种类型（如图1-26所示）。在切入医疗健康数据的尝试中，医院信息化公司掌握着医院数据资源关键入口，占据着医疗健康数据运营的优势地位。

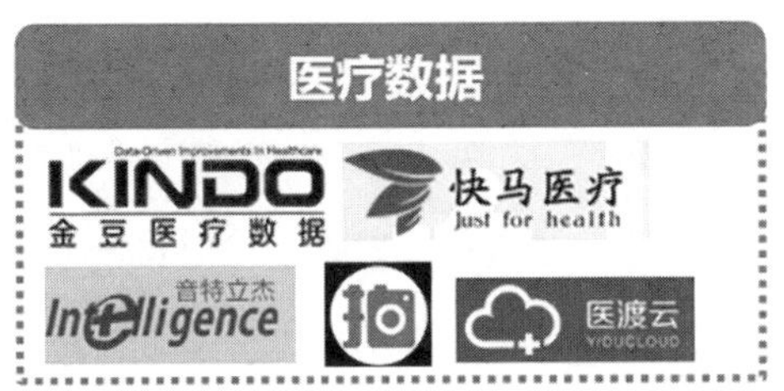

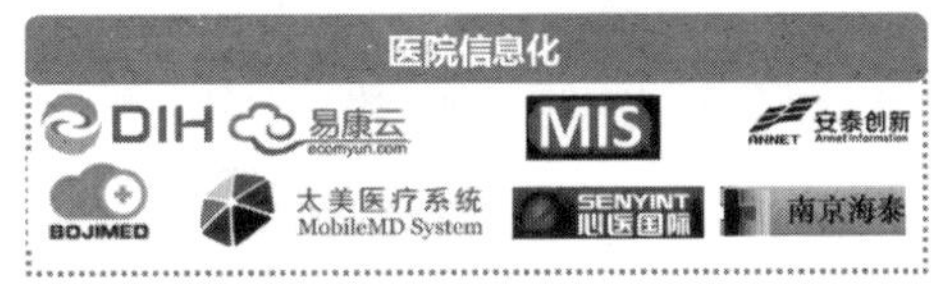

图1-26　医疗数据端产业分类（资料信息来源：36氪研究院）

（八）医疗技术端口产业现状

精准医学是生物技术和信息技术在医学临床实践的融合应用，是医学科技发展的前沿方向。2016年3月8日，科技部发布了《关于发布国家重点研发计划精准医学研究等重点专项2016年度项目申报指南的通知》及具体项目申报指南，其中“精准医学研究”重点专项申报标志着精准医疗正式成为国家重点科技专项。该通知为精准医疗产业化提供了政策保障。专项实施时间为2016—2020年，包含新一代临床生命组学技术研发，大规模人群队列研究，精准医学大数据的资源整合、存储、利用与共享平台建设，疾病防、诊、治方案的精准化研究，精准医学集成应用示范体系建设等5个主要任务。精准医学有望纳入医保，成为常规诊疗方式。精准医学对基因的解读为人类带来了克服重大疾病的曙光，其中基因测序、精准用药、基因编辑—细胞治疗等领域与信息技术及互联网的结合将在医药制造、诊疗方式、医保控费等方面带来深刻的改变。目前，美国、英国、澳大利亚、韩国等发达国家纷纷启动精准医疗计划，技术的深刻变革将会在未来影响并改变互联网医疗。医疗技术端的产业案例如图1-27所示。

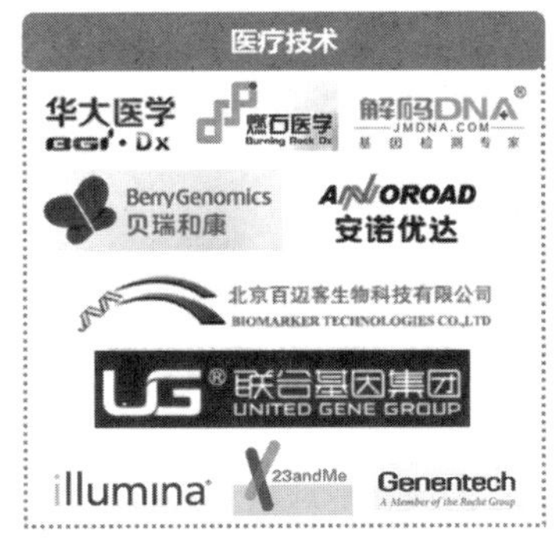

图1-27　医疗技术端产业案例（资料信息来源：36氪研究院）

第三节 我国互联网医院的介绍

一、我国互联网医院的概述

从2009年到2015年，随着《互联网医疗保健信息服务管理办法》《国家卫生计生委关于推进医疗机构远程医疗服务的意见》《全国医疗卫生服务体系规划纲要(2015—2020年)》《国务院关于积极推进“互联网+”行动的指导意见》等一系列政策的出台，社会资本纷纷涌入互联网健康医疗产业。其间人们对互联网医疗与互联网医院的概念认识模糊，对互联网医院发展模式认识不清晰。2018年4月28日，《国务院办公厅关于促进“互联网+医疗健康”发展的意见》(以下简称《意见》)正式印发，鼓励医疗机构应用互联网等信息技术拓展医疗服务空间和内容，构建覆盖诊前、诊中、诊后的线上线下一体化医疗服务模式，允许依托医疗机构发展互联网医院。2018年7月，按照《意见》有关要求，为贯彻落实党中央、国务院的重大决策部署，推动实施健康中国战略，创新服务模式，提高服务效率，保障医疗质量和安全，国家卫生健康委在总结地方经验，充分座谈论证，听取有关部委、部分省市、研究机构以及互联网医疗企业的意见建议的基础上，研究制定了《互联网诊疗管理办法(试行)》、《互联网医院管理办法(试行)》和《远程医疗服务管理规范(试行)》。至此，互联网医院概念正式被官方提出，进一步明确了未来我国互联网医院的内涵及发展模式。

互联网医院是数字化医院发展的新阶段，它以计算机网络技术发展为基础，以多媒体、通信等其他信息技术为辅助，突破了传统医学模式的时空限制，实现了疾病的预防、诊疗、保健、护理等医疗流程中全面的数字化。涵盖了临床信息系统、联机业务处理系统(On-Line Transaction Processing, OLTP)、远程医学系统(Tele Medicine)、医院信息系统、智能楼宇管理系统、互联网系统。互联网医院是互联网医疗的“2.0模式”，它告别了以提供信息、在线咨询等医疗周边业务为主的“1.0时代”，进入了以在线诊疗、开具电子处方为核心业务的“2.0时代”。“互联网医院+医联体”已经成为行业公认的分级诊疗手段。未来，互联网医院布局的扩展，还将促进各个互联网医院间建立医联体，实现院际数据互通，在保证信息安全的基础上，建立患者数据共享平台，实现医联体内部医疗设备共享、院际协同工作、患者远程检查，最大限度地实现分级诊疗。

《互联网医院管理办法(试行)》,进一步明确了我国互联网医院的3种形式:一是实体医疗机构独立申请的互联网医院;二是实体医疗机构与第三方机构合作申请的互联网医院;三是独立设置的互联网医院。国家按照《医疗机构管理条例》《医疗机构管理条例实施细则》对互联网医院实行准入管理。国务院卫生健康行政部门和中医药主管部门负责全国互联网医院的监督管理。地方各级卫生健康行政部门(含中医药主管部门,下同)负责辖区内互联网医院的监督管理。互联网医院获得准入前,省级卫生健康行政部门应当建立省级互联网医疗服务监管平台,与互联网医院信息平台对接,实现实时监管。

互联网医院执行由国家或行业学/协会制订的诊疗技术规范和操作规程。互联网医院信息系统按照国家有关法律法规,实施第三级信息安全等级保护。互联网医院应当对医务人员进行电子实名认证,即在互联网医院提供医疗服务的医师、护士应当能够在国家医师、护士电子注册系统中查询得到。第三方机构依托实体医疗机构共同建立的互联网医院,应当为实体医疗机构提供医师、药师等专业人员服务和信息技术支持服务,通过协议、合同等方式明确各方在医疗服务、信息安全、隐私保护等方面的责任和权利。

互联网医院必须对患者进行风险提示,获得患者的知情同意。互联网医院邀请其他医师进行会诊时,会诊医师可以出具诊断意见并开具处方。患者未在实体医疗机构就诊,医师只能通过互联网医院为部分常见病、慢性病患者提供复诊服务。互联网医院还可以提供家庭医生签约服务。当患者病情出现变化或存在其他不适宜时,医师应当引导患者到实体医疗机构就诊。

互联网医院应当严格遵守《处方管理办法》等处方管理规定。在线开具处方前,医师应当掌握患者病历资料,确定患者在实体医疗机构明确诊断为某种或某几种常见病、慢性病后,可以针对相同诊断的疾病在线开具处方。所有在线诊断、处方必须有医师电子签名。处方经药师审核合格后方可生效。医疗机构、药品经营企业可委托符合条件的第三方机构配送。不得在互联网上开具麻醉药品、精神类药品处方以及其他用药风险较高、有特殊管理规定的药品处方。为低龄儿童(6岁以下)开具互联网儿童用药处方时,应当确定患者有监护人和相关专业医师陪伴。

互联网医院开展互联网诊疗活动时,应当按照《医疗机构病历管理规定》和《电子病历基本规范(试行)》等相关文件要求,为患者建立电子病历,并按照规定进行管理。患者可以在线查询检查检验结果和资料、诊断治疗方案、处方和医嘱等病历资料。在互联网医院中发生的医疗服务不良事件和药品不良事件应该按照国家有关规定进行上报。互联网医院应当严格执行信息安全和医疗数据保密的有关法律法规,妥善保管患者信息,不得非法买卖、泄露患者信息。发生患者信息和医疗数据泄露时,医疗机构应当及时向主管的卫生健康行政部门报告,并立即采取有效的应对措施。实体医疗机构或者与实体医疗机构共同申请互联网医院的第三方,应当为医师购买医疗责任保险。

互联网医院提供医疗服务应当符合分级诊疗的相关规定,与依托的实体医疗机构功能定位相适应。互联网医院应当严格按照国家法律法规加强内部各项管理。在互联网医院提供诊疗服务的医师,应当依法取得相应执业资质,在依托的实体医疗机构或其他医疗机构进行注册,且具有3年以上独立临床工作经验。在互联网医院提供服务的医师,应当能够完成主要执业机构规定的诊疗工作。

取得医疗机构执业许可证的互联网医院,可以独立作为法律责任主体;实体医疗机构以互联网医院作为第二名称时,实体医疗机构为法律责任主体。互联网医院合作各方按照合作协议书承担相应的法律责任。患者与互联网医院发生医疗纠纷时,应当向互联网医院登记机关提出处理申请。医疗机构和医务人员在开展互联网医疗服务过程中,有违反《中华人民共和国执业医师法》《医疗机构管理条例》《医疗事故处理条例》《护士条例》等行为的,应按照有关法律、法规和规定进行处理。

从互联网医院基本标准内容(如图1-28所示)可以看到,在诊疗科目和科室设置方面,互联网医院必须与线下依托的实体医疗机构一致,不得超出实体医疗机构的诊疗科目和临床科室范畴。这是出于医疗安全的考虑。互联网医院的医疗服务只有在实体医疗机构服务的能力范围内,才能确保线上诊疗的安全,有利于参照实体临床科室对相关医疗行为进行监管。

在医务人员方面,政策也提出了高标准配置要求,每个临床科室至少需要1名正高职称、1名副高职称的注册医师提供诊疗服务,专职药师提供在线审方服务以及专职人员负责医疗质量安全和信息系统维护服务。可以看到,在医疗、药品、信息等各个方面对相应人员的资格都做出了规定,在确保医疗安全的前提下提高了医疗质量。

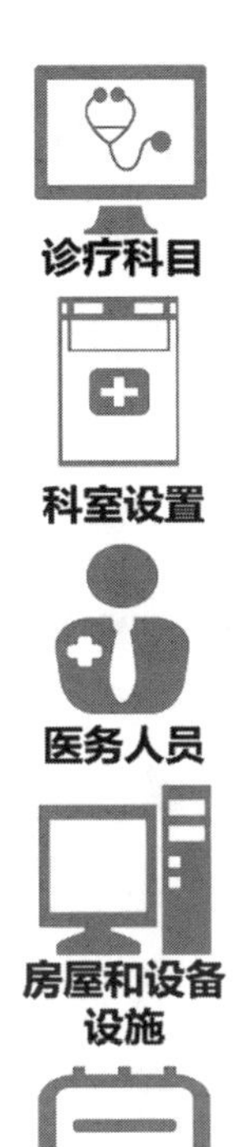

- 不得超出所依托的实体医疗机构诊疗科目范围

- 与所依托的实体医疗机构临床科室保持一致
- 必须设置医疗质量管理部门、信息技术服务与管理部门、药学服务部门

- 临床科室至少有1名正高职称、1名副高职称的执业医师注册在本机构(可多点执业)
- 专人负责互联网医院的医疗质量、医疗安全、电子病历的管理、信息系统维护等
- 专职药师负责审方,业务时间至少有1名药师在岗审核处方
- 相关人员必须经过医疗卫生法律法规、政策、制度、流程规范等培训

- 服务器不少于2套,数据库服务器与应用系统服务器需划分
- 至少有2套开展互联网医院业务的音视频通信系统
- 至少有两家宽带网络供应商提供网速不低于10Mbps的网络宽带服务
- 建立数据访问控制信息系统,与实体医疗机构的HIS、PACS/RIS实现数据交换与共享
- 具备远程会诊、远程门诊、远程病理诊断、远程医学影像诊断和远程心电诊断等功能
- 信息系统实施第三级信息安全等级保护

- 建立互联网医疗服务管理体系和确定相关管理制度、人员岗位职责、服务流程。规章制度主要包括互联网医疗服务管理制度、互联网医院信息系统使用管理制度、互联网医疗质量控制和评价制度、在线处方管理制度等内容

图1-28 我国互联网医院基本标准内容要点(资料来源:36氪研究院,略有修改)

房屋和设备设施是开展互联网医疗服务的基础,远程会诊、远程门诊、远程病理诊断、远程医学影像诊断、远程心电诊断等相关医疗服务都需要通过音视频通信系统才能实现。政策规定了互联网医院信息系统服务器、音视频设备以及网速的基本配置要求,并且还要求建立数据访问控制系统,与实体医疗机构的HIS、PACS/RIS等系统实现数据交换与共享,以更好地实现线上线下的互联互通,保证互联网医疗服务的全程留痕。

在规章制度方面,政策要求建立互联网医疗服务管理体系和确定相关管理制度、人员岗位职责、服务流程,为整个互联网医院的规范运营搭建制度框架。规章制度主要包括互联网医疗服务管理制度、互联网医院信息系统使用管理制度、互联网医疗质量控制和评价制度、在线处方管理制度、患者知情同意与登记制度、在线医疗文书管理制度、在线复诊患者风险评估与突发状况预防处置制度等内容。

互联网医院通过信息化平台,实现从诊前到诊后的“一站式”服务。诊前服务:主要包括在线智能分诊、在线预约挂号、诊前叫号查询、医院信息查询和医生信息查询等功能。患者登录医院网站或打开掌上医院APP,选择年龄、性别,然后根据提供的人体模型和自身患病状况选择不舒服的部位，APP根据患者信息进行分析并提示可能性疾病供病人参考，推荐病人到相应的科室就诊。同时，APP还可以为患者提供各类健康资讯，患者能快速方便地查询医生、科室和医院的全方位信息。诊中服务：利用医院自主终端服务器、掌上医院APP、微信或者支付宝服务窗等，用户可以轻松实现移动端缴费、查询查收报告单等。部分互联网医院甚至提供了患者诊后直接在APP上与医生沟通的功能，进一步减少患者不必要的往来诊室次数。同时，医生可以直接将各类预先整理好的疾病健康宣教资料通过网络推送给患者，以提高医患沟通的效率。诊后服务：患者通过移动平台，可以查看个人以往在医院的就诊记录，内容涵盖门诊或住院病历、治疗情况、检查单图文报告、用药历史、相关费用、在线问诊记录等，在了解自身当前健康状况的同时，可以实现24小时在线医生咨询。在健全个人电子健康档案的基础上，部分互联网医院利用区域医疗平台，可以实现远程会诊、双向转诊等功能。同时，通过整合各类智能终端设备，可以远程监测患者生理体征，实现慢病管理智能化。

互联网医院是从互联网医疗的轻问诊阶段过渡而来的，其主要业务集中在诊前、诊中环节。随着政策的逐渐清晰和业内探索的不断深入，诊后的多个环节也成为互联网医院业务的组成部分，并且这些环节逐渐增加，连接的实体类型也越来越多，形成了特有的产业生态。目前，互联网医院以医疗机构、医生为核心，通过自建或合作的业务，几乎已经连接了医疗健康领域所有类型的参与者。当前互联网医院早已突破挂号预约、在线咨询的阶段，也远不止提供《互联网诊疗管理办法（试行）》中规定的部分常见病、慢性病复诊和“互联网+”家庭医生签约服务，而是以此为起点，不断做加法、做链接。互联网医院产业生态正在逐步完善，其内涵及外延正在逐渐扩大。蛋壳研究院为了更直观地认识这种生态，根据互联网医院提供的C端业务、非C端业务（包括政府部门、医疗机构、实体药店），梳理出了互联网医院产业生态示意图（如图1–29所示）：

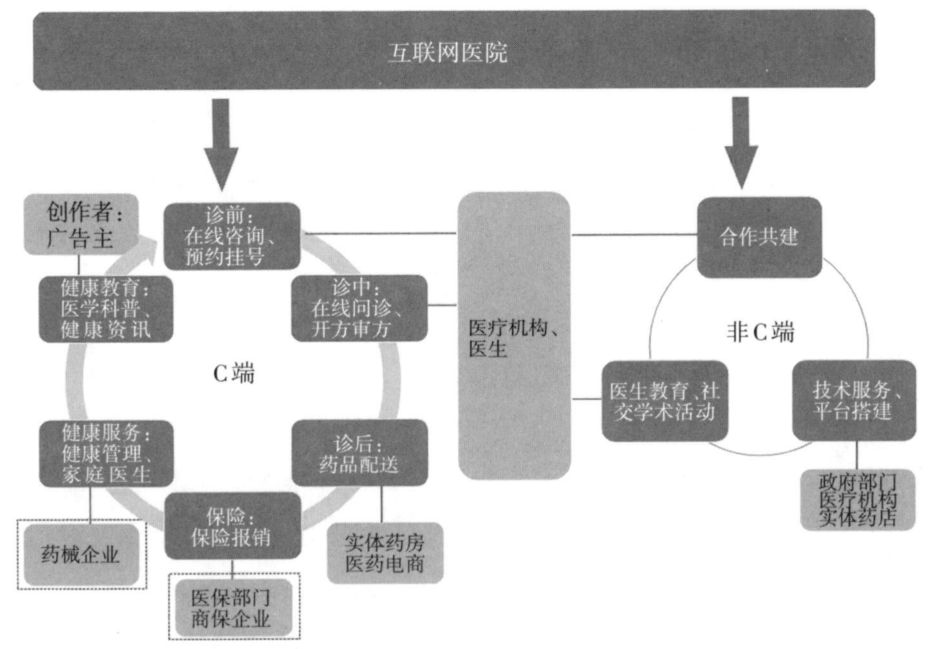

图1-29　互联网医院产业生态示意图（资料来源：动脉网，略有修改）

二、我国互联网医院的发展现状及模式

互联网医院作为互联网医疗体系中的核心，未来具有极大的发展空间。我国互联网医院的发展时间很短，在资本介入炒作的早期，互联网医院的发展模式及规范不明确，根据对互联网医院近几年发展情况的调研，并综合相关机构的分析报告，可归纳出我国互联网医院经历的4个阶段：早期探索阶段、局部试点阶段、从严监管阶段、规范发展阶段（如图1-30所示）。

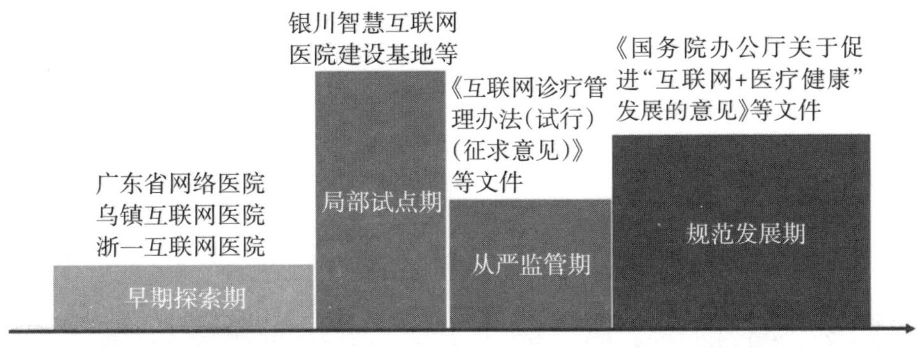

图1-30　互联网医院发展的4个阶段（资料来源：动脉网，略有修改）

1. 早期探索阶段（2014年8月—2016年7月）

2014年8月，《卫生计生委关于推进医疗机构远程医疗服务的意见》颁布，两

个月后，广东省网络医院成立，这是我国第一家互联网医院。2015年12月7日，微医与桐乡市人民政府联合成立的乌镇互联网医院开业，成为浙江省首家互联网医院。2016年2月16日，浙江大学附属第一医院成立浙一互联网医院，这是第一家由三甲医院牵头成立的互联网医院。这个阶段没有政策文件，各个企业尝试创新探索，互联网医院开始在部分地区出现。该阶段互联网医院多数无实质性医疗服务。

2.局部试点阶段(2016年8月—2017年4月)

银川是我国最早纳入互联网医院建设的试点基地，2016年到2017年，银川市相关部门先后颁布《银川互联网医院管理办法(试行)》《银川市互联网医院管理办法实施细则(试行)》等政策，积极引导社会资本及企业建设互联网医院。2017年3月19日，银川市政府与丁香园、北大医信、春雨医生、医联等15家互联网医疗企业集中签约，15家互联网医院集体入驻银川智慧互联网医院建设基地，轰动了整个行业，各地纷纷效仿银川，兴起了互联网医院的建设热潮。此阶段全国先后共计有超过50家互联网医院成立，但国家主管部门对互联网医院的相关规范及要求尚未出台，行业处于自主探索阶段。

3.从严监管阶段(2017年5月—2018年3月)

由于早期缺乏行业规范，互联网医院均以轻问诊形式为主开展网上诊疗。很多互联网企业纷纷介入互联网医院，整个平台开放但缺乏行业监管。医务人员可以自行网上签约，存在较大的医疗安全风险。此阶段，国家卫计委出台了《互联网诊疗管理办法(试行)(征求意见稿)》，这个办法让刚刚兴起的互联网医院陷入了困局，行业的发展进入了低潮。该阶段互联网医院面临重新洗牌的局面。

4.规范发展阶段(2018年4月—现在)

互联网医院经过试点后，相关问题得到一定程度的暴露，引起了国家层面的思考和重视。2018年4月，国家领导人先后在华山医院、银川智慧互联网医院建设基地考察，对互联网医院的建设给予了高度认可和评价，也对行业监管提出了新的要求和规定。2018年4月28日，《国务院办公厅关于促进"互联网+医疗健康"发展的意见》正式发布，鼓励支持互联网医院的发展。随后，在9月14日，国家卫健委又发布了《互联网诊疗管理办法(试行)》《互联网医院管理办法(试行)》《远程医疗服务管理规范(试行)》三大文件，分别对互联网诊疗、互联网医院、远程医疗服务的管理做出具体规范及要求，这标志着互联网医院已经进入规范发展阶段。

目前，全国各省市主管部门根据相关政策，加快制订实施细则。当前已经建立起互联网医院省级监管平台的省区有四川省、山东省、宁夏回族自治区、新疆维吾尔自治区等。据公开统计信息，截至2018年11月，全国落地运营的互联网医院已经扩充到100多家，主要分布在宁夏、广东和山东三个省区，其中有将近一半是专科互联网医院。我国互联网医院区域分布概况如图1-31所示。据《北京日报》的报道，在2019北京国际远程医学高峰论坛上，国家卫健委统计信息中心主任张学高介绍，我国“互联网+医疗健康”政策体系已基本建立，到2019年10月份全国已有269家互联网医院。

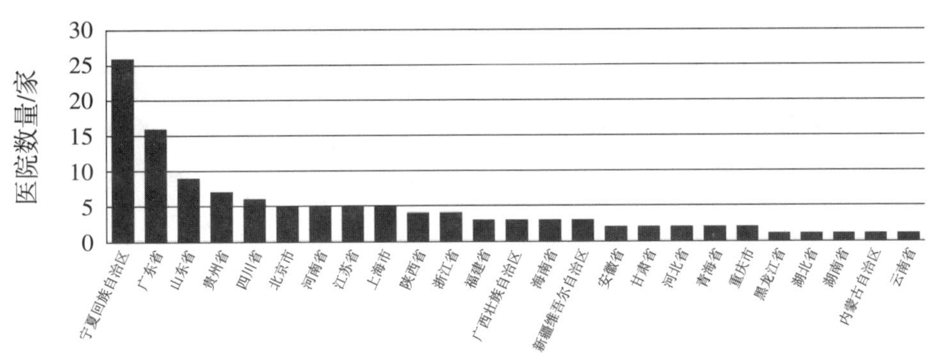

图1-31　我国互联网医院区域分布概况（资料来源：动脉网）

互联网医院按建设主体不同，分为医院主导型、企业与医院共建型。医院主导型的互联网医院由于传统优势在线下，其业务生态也更偏向核心医疗部分；而企业与医院共建型互联网医院，由于企业有着更为灵活的经营机制，所以业务拓展范围广，不仅涉及诊疗部分，还延伸到了商保、健康管理、健康教育等方面。

目前我国互联网医院的运行模式在不断创新，具有代表性的运行模式主要包括以微医集团打造的乌镇互联网医院为代表的共享平台型模式，以公立医院主导的浙一互联网医院为代表的区域医联体模式，以广东省网络医院为代表的单体网络模式，以银川丁香互联网医院为代表的医生社区模式，以石榴云医为代表的慢病专科模式，以暖心壹疗互联网医院为代表的精神心理专科模式，以医联互联网医院为代表的单病种专科模式等。随着国家对互联网医院发展的推进，以及互联网相关产业的不断发展，未来我国互联网医院还会有更多模式诞生，也会逐步涵盖临床医疗相关专业的各个领域，最终形成大数据、云计算及人工智能高度整合的智慧医院模式。下面简单介绍目前我国具有代表性的互联网医院运行模式。

1.共享平台型模式

共享平台型互联网医院主要由政府和企业共同推动和主导，旨在搭建互联网医院平台，让所有具备资历的医疗机构和医生进入平台，以实现医疗资源的良性流动。当前共享平台型互联网医院仍然以复诊和会诊业务为主，初诊需要在线下实体医院完成，随着技术的进一步发展及相关医疗设备精确性的提高，共享平台型互联网医院有望实现医疗全流程服务。目前，国内比较典型的共享平台型互联网医院为乌镇互联网医院和宁波“云医院”。下面以乌镇互联网医院为例进行简单介绍。

2015年12月7日，乌镇互联网医院在第二届世界互联网大会开幕之际正式成立，在全国率先开启了“互联网+医疗健康”新业态的探索。它不同于传统医院，是通过互联网广泛连接全国的医生和患者，探索在线处方、在线复诊、远程会诊等医疗服务新模式。经过3年时间的发展，乌镇互联网医院通过与当地三甲医院合建的方式，已在宁夏、四川、甘肃、陕西、山东、黑龙江、海南等19个省区落地，其服务范围已经涵盖30多个省市。截至2018年底共有43家微医互联网医院落地运营，累计服务患者数超过7亿人次，日均问诊量超过6万人次。微医集团链接的2700多家实体医院，7500多个专家团队，26万多名注册医生都可为互联网医院提供强大的医疗资源支撑。乌镇互联网医院在医生多点执业、诊疗费用自由定价、电子处方流转、医药电商等方面都有所突破。

微医集团作为平台运营方，8年时间融资8轮，投资方包括红杉资本、晨兴资本、腾讯、复星、高盛、高瓴资本、启明创投、天明集团、友邦保险、新创建等，总融资额约89.21亿元，截至2018年5月完成最近一轮融资后，微医集团估值达到55亿美元，成为公认的互联网医疗行业的“独角兽”。2018年，微医正式组建“微医疗、微医云、微医药、微医保”四驾马车，为人民群众提供了全方位、全周期的健康服务，我们通过微医互联网医院的发展大事记（如图1-32所示）可以较为清晰地看到其发展的主要脉络。

2018年11月9日	2018年2月	2017年12月	2017年11月	2017年11月15日	2017年9月
参与创建的三医联动平台发布	全国处方共享平台发布	全国“互联网健康险平台”发布	家庭医疗服务“微医通”重磅发布	微医中医人工智能系统“华佗智能医生”问世	四川微医互联网医院率先实现在线医保结算

2015年12月7日	2015年12月10日	2016年1月9日	2016年9月	2016年11月	2017年3月
乌镇互联网医院揭牌	首张电子处方诞生	首个专病中心——胰腺癌远程会诊中心成立	“药诊店”项目推出	19家微医互联网医院占据半壁江山	微医全科在杭州开业

图1-32 微医互联网医院发展大事记（资料来源：动脉网）

乌镇互联网医院依托微医集团积累的医疗资源，构建了以微医互联网医院平台为核心，与微医分级诊疗平台、互联网家庭医生签约服务平台、微医处方共享平台互联互通的多平台集成运营服务模式（如图1–33所示）。

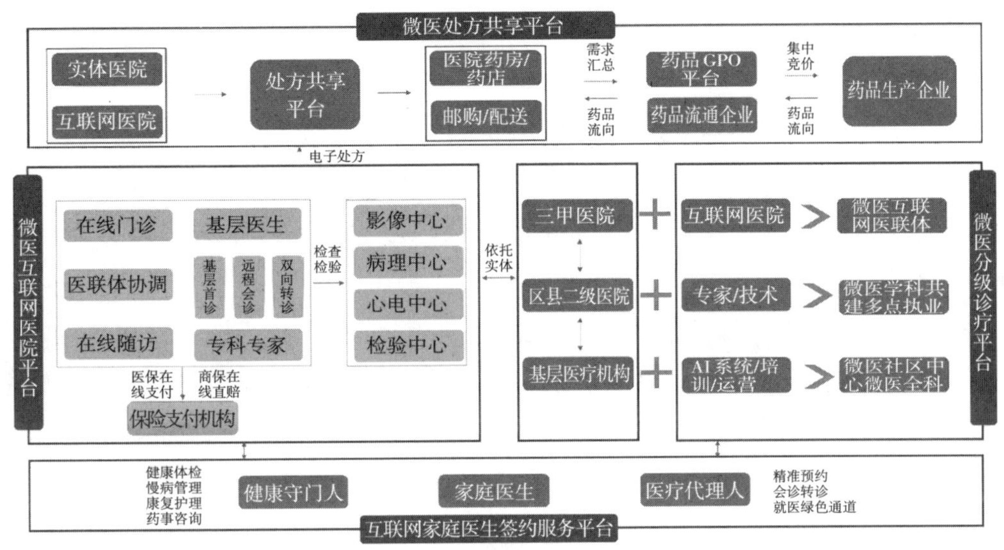

图1–33　微医互联网医院运营模式（图片资料来源：动脉网）

注：GPO指药品集中采购组织。

（1）微医互联网医院平台。

微医互联网医院平台开发了在线门诊、远程会诊、双向转诊、医联体协调、在线随访等服务模块，患者可以通过在线门诊进行疾病咨询、在线问诊等。如果在线问诊无法解决治疗需求，可以申请远程会诊，由三甲医院专家和基层医生共同提供疾病治疗服务。通过互联网医院系统为患者提供影像、病理、心电等检查检验服务。在医疗支付环节，2017年9月，四川微医互联网医院正式实现在线医保结算。医保参保患者在线上诊疗完成后，诊疗费用及药品费用可用在线医保抵扣，患者仅需支付抵扣后剩余费用，然后可到药店自提药品或等待药品配送到家。

（2）互联网家庭医生签约服务平台。

微医将为居民提供健康管理服务的家庭医生作为健康守门人和医疗代理人，为居民提供贴身的医疗健康服务。家庭医生可以借助微医互联网医院平台，为签约居民提供健康咨询、慢病管理、诊后随访等服务，有利于增强双方的黏性。特别是对于慢病患者的管理，家庭医生可以通过平台实时监督患者服药情况，提高患者的依从性。还可以借助平台的医生、医院资源，为签约居民提供精准预约、会诊、转诊和就医绿色通道等服务。

(3)微医处方共享平台。

医生在微医互联网医院平台开具电子处方，微医处方共享平台承接电子处方，并分配至医院药房或药店，由它们完成药品的配送服务，患者可以享受在线看病、在家收药的便利化服务。

(4)微医分级诊疗平台。

微医互联网医院平台通过与三甲医院合作，整合线上线下资源，共同打造微医互联网医联体，为基层医疗机构赋能，将专家的经验和技术传递给基层医生，帮助他们提升医疗服务水平。还可以通过远程医疗等方式让患者愿意留在基层完成疾病治疗，助力国家分级诊疗的落地。

在乌镇互联网医院这样一个大平台下，医患之间、医生与医生之间，不受地域限制地开展医疗活动。依托电子病历共享、远程高清音视频通信、电子处方的认证存储与流转、药品的远程配送等技术，可以实现病情诊断、治疗方案讨论以及药品处方开具和在线医嘱，根据病情轻重还能进行精确的转诊，推动区域分级诊疗的发展。在药品配送环节与药企对接，作为医药实体的外界延伸为全国各地区群众提供服务。其服务模式主要通过线上流程来完成，患者进入网络平台，查询医生信息，寻找合适的医师，通过网络提前预约医生，在预约时间点到达网络诊室，通过配套的网络设备与医生进行即时交流，完成就诊。患者可以通过医院终端设备自行获取诊断结果，通过电子处方自行选择取药方式。

2.区域性医联体网络医院模式

区域性医联体网络医院主要指某一省份或某一区域，利用互联网信息技术构建网络平台，依托本区域医疗实力雄厚的医疗个体机构，带动本地区其他医疗机构参与，形成地域性医联共同体。其规模小于共享平台型互联网医院，大于单体网络医院，能够发挥区位优势，促进地区整体医疗效率的提高，主导力量一般来自当地政府和医疗机构。下面以浙一互联网医院为例进行简单介绍。

2016年2月16日，浙江大学附属第一医院(以下简称浙大一院)联合杭州卓健科技公司打造的“浙一互联网医院”正式上线，成为国内首个由公立三甲医院主导的综合性互联网医院。浙大一院信息化建设在国内一直处于领先地位，医院曾经主持过国家数字化医疗、远程医疗应用、互联网医疗方面的重大课题，建立了庞大的医疗信息资源库，积累了雄厚的远程医疗应用实力，拥有大量诊治技术和远程医疗技术，为远程数字化医疗能源辐射全省提供了良好的支撑。浙一互联网医院是一所“线上院区”，全程实现线上诊疗及健康管理服务。2017年浙大一院与阿里健康签约，充分利用大数据、云计算及人工智能等技术打造智慧医院平台。

浙一互联网医院目前服务模式有以下特色：特色一，零距离专家门诊，实现零等候，在有网络的场所，患者只要手机安装了“掌上浙一”APP，或登录PC（个人电脑）端浙大一院门户网站，就可以随时挂号远程门诊。同时，在药店、社区、协作医院等医疗合作服务点，患者也可以通过设备实现远程门诊。特色二，7天无休，全天候服务。一周7天，每天24小时均有医生与客服值班，患者在任何时候或地点均可以发起就医请求。通过分时段收费的设置，将患者分流到不同时段，合理有效利用专家资源。特色三，个人健康云档案。患者在互联网医院问诊过就会拥有属于自己的个人云病例，之后在该医院的每次就诊都会被记录其中。同时，患者对自己的检查检验报告拥有查看与共享权，可及时查看自己的每次化验单报告、影像检查单，也可在有需要时共享给医生查看。特色四，患者医疗服务到家。互联网医院可以给各地的医生提供一个交流、合作的平台，他们可以在此医院联合会诊病人；国外病患同样可以在平台上问诊。问诊结束后如果要开处方，必须由浙大一院药师严格审方，然后药物才可以通过专用物流配送到患者家中。特色五，慢病全程管理，医患互动交流。互联网医院设有心血管病科、呼吸科、消化病科、肝病科等各类特色专科，可以满足不同病人的就医需求。慢病管理模块，可实现慢性病的预防、治疗、护理、教育、管理、服务等，引导患者强化自我管理，改善生活习惯，提高生活质量。另外，还可以为病友圈提供一个患者与患者、患者与医生交流的平台，专业医生在线提供咨询服务，解答患者关于糖尿病、高血压、胃病、肝病、肿瘤等疾病的疑惑。特色六，就医流程再创新，线上预约。患者在互联网医院问诊后，如需去医院检查检验或住院，可以先在互联网医院预约检查（包括需要检查项目的挑选）、检查缴费及预订床位，再去浙大一院检查。这样可以免去患者在医院预约检查项目、缴费等候的时间。

卓健科技作为浙一互联网医院的平台运营服务商，根据医院需求和未来医疗发展趋势，持续对平台功能进行升级改进，逐步将医生、护理甚至医技服务开放给患者，让患者、医生、医院享受到互联网医疗带来的便捷。浙一互联网医院经过近3年的发展及创新，构建了“四大技术平台+九大服务体系”的核心服务模式。

四大技术平台：

（1）设计与研发。主要功能是提供互联网医疗服务的相关技术标准和规范，包括流程设计及标准、网络安全与规范、网络医疗大数据分析与管理技术、数据隐私保护等。

（2）医疗服务与管理 。主要是提供互联网医疗相关的服务内容范围、服务资格及评价标准，包括互联网医疗服务范围、互联网医疗资格准入、互联网医疗诊疗

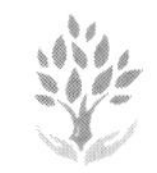

规范、互联网医疗质量评价体系等。

(3)物流配送。主要是提供药事相关服务,包括互联网医疗药物审方平台构建、药品物流配送平台构建、远程药学服务等内容。

(4)法律与公共关系。主要是提供互联网医疗法规政策相关指导,包括合规性研究、患者安全保障体系构建、网络与实体医疗的比较研究等。

九大服务体系:

(1)分级诊疗平台。按照疾病轻、重、缓、急及治疗难易程度进行分级,不同级别的医疗机构承担不同疾病的治疗,最终实现基层首诊和双向转诊。在浙一互联网医院开通分级诊疗平台后,不仅可以实现省市县的远程MDT(多学科团队协作,Multiple Disciplirary)会诊,还设定了基于分级诊疗的转诊标准。患者在基层医疗机构、县级医疗机构的就诊信息,均能在分级诊疗平台被上级医院查阅,实现信息的互联互通。当基层患者达到转诊标准时,可以在平台上"一键转诊",浙大一院系统将自动为其优先安排床位。当患者完成治疗适合转回当地时,也可以通过"一键转诊"对接床位信息,实现无障碍双向转诊。实现"省—县—乡"三级医疗网络联动,突破了分级诊疗、双向转诊的难点。

(2)网络问诊。提供了涵盖15个专科门诊、汇集数百位知名专家的网络问诊服务,患者足不出户,就可以通过视频或图文向专家进行问诊咨询。

(3)国际病理会诊中心。针对部分疑难重症患者,提供国际病理会诊服务,由患者向互联网医院运营中心提出申请,工作人员审核通过后,安排会诊专家和时间,由浙大一院和国际专家共同完成病理会诊,并由国内负责医生出具最终诊断意见。一直以来,病理远程会诊都是在医院与医院之间进行的,患者如果想要会诊就需要去当时就诊的医院办理会诊手续,浪费大量的时间和金钱。浙一互联网医院将这种医院与医院之间的关系变为患者与医院的关系。即使在家里,患者(包括国外患者)只要拿着手机提供有效证明、就诊医院、病理号等,就可以完成浙大一院的远程会诊服务。

(4)国际影像会诊中心。与国际病理会诊中心运作模式相似,由患者申请,运营中心负责协调影像会诊协调工作,由浙大一院专家和国际专家共同完成会诊。该平台利用互联网技术和大数据传输,建立基于亚专科的会诊、教学、质控以及临床协同诊断,逐步形成一个"互联网+影像"闭环,拉近医患距离,最大化实现"以患者为中心",同时加深医生间的病例研究,搭建国际化会诊协作平台,为患者提供更完备切实的医疗方案。

(5)处方审核和药物治疗管理中心。借助云技术和网络实现区域电子处方审

核和不合理用药的监管和预警，保障用药的合理性，保障临床用药安全、有效、适宜、经济。同时，实现对个体患者的用药评估和用药整合与指导，保障个体患者的用药安全。与此同时，还规范了医保诊疗行为，节省了有限的医疗资源。

(6)慢病管理中心。通过慢病管理中心系统对登记的慢病患者进行分类管理，提供用药指导和康复情况动态跟踪，实现慢病随访全过程管理，家庭医院互联互通。利用大数据技术该中心为慢病管理找到了新的发展方向，实现了新的突破，通过监控常见病、多发病的线上数据，实现慢病管理并提高管理效率，最终达到更好的二级预防效果。

(7)老年健康管理中心。老年医疗保健群搭建老年共病健康科普社区，通过线上共同交流，助力老年健康管理，并通过为老年患者提供日常生活能力、吞咽功能、跌倒风险的综合评估服务，动态监测他们的健康状况。同时还为患病老人提供远程会诊、双向转诊等服务。通过平台建立老年医疗保健群，让浙大一院老年病科医生、基层医院老年病科医生和老年病患者共同参与，为居家老年人及其照护者提供老年医疗知识的宣教、咨询以及便捷的网络医疗保健服务，提高居家老人的生活质量和健康水平。

(8)护理云学院。通过平台构建基于护理协同诊断、护理问诊/咨询、教学质控、健康保障(慢病管理、延续性护理、特殊人群护理等)体系的浙一互联网护理云学院，实现为基层医院患者提供远程护理指导和护理会诊服务，提高卫生服务质量，帮助患者改善健康状况和减少再入院率，降低医疗费用，提高患者满意度。

(9)个人档案。个人档案包括患者个人资料，门诊、处方、检验检查、住院等各方面记录，实现患者的全面在线管理。

3.单体网络医院模式

单体网络医院主要由单个医疗机构自身力量主导，与信息技术公司合作，发挥各自优势，实现医疗流程的升级和改造。单体网络医院具有体量小、覆盖面小的特点，主要覆盖本社区或小范围地区，其建设不需要耗费巨大资本。线上业务是对线下实体医院的有效补充，主要业务开展仍然以实体医院为主。其在一定程度上能够缓解实体医院的就诊压力。下面以广东省网络医院为例进行简单介绍。

2014年10月25日，深圳友德医科技有限公司与广东省第二人民医院共同打造的广东省网络医院率先在全国上线，成为全国首家互联网医院。广东省网络医院依托广东省第二人民医院，在大型连锁药店、社区医疗中心、农村卫生室等地建立网络就诊点。网络就诊点通过视频的形式与三甲医院的医生进行交流沟通，主要用于常见病、慢性病患者的管理，严重复杂的病情还需要到医院进行综合检查

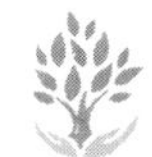

和诊疗。医生开出电子处方，患者可以在就近的社区医院或者药店拿药。广东首家网络医院的出现，提升了社区医疗机构和乡镇卫生服务中心的医疗水平，缓解了“有病不能医”的困境。相关报告显示：截至2018年7月17日，网络医院在广东省省内已培训接诊点13790家，接诊点扎根在社区医疗中心、学校卫生室、社区诊所、村卫生室、部队卫生所、监狱卫生所、海关、药店等。3年来，省内在线网络接诊量达到1000万人次，日接诊量达4万人次。

资料显示：广东省网络医院成立之初，根据医院医疗资源的特点，结合实际情况，创新性地开展互联网医疗服务业务。其主要开展形式是在院内门诊设置一定数量的网络诊疗室，由医院经验丰富的全科医师作为接诊医师，患者进入网络就诊室，在专业技术人员的指导下与医生通过网络进行交流，从而得到诊疗服务。为保证医院有序运营，院内专设网络医疗科室，配备专业的技术人员，主管医院相关工作，制定配套管理制度和规范，明确规定患者电子病历记录、病案管理和健康档案保存的流程。患者可以通过社区或者连锁药店的“健康小屋”与网络医院的医生通过专业设备进行病情沟通，医生开出的电子处方直接进入网络就诊点，患者根据电子处方就近在连锁药店取药。整个过程为患者节省了大量的时间成本和通勤成本，实现了远程诊疗和分级就诊。

医院与社区卫生服务中心紧密结合，使网络区域内所有的慢性病人群、亚健康人群和老年群体得到了更多的关注，做到了防患于未然。传统的医院治疗模式变为事前的疾病预防模式，居民的健康水平得到提高，医疗资源短缺得到有效缓解。而“健康小屋”的建设和运营使三甲医院等优质医院能够将医疗资源、先进医疗技术力量放到重大疾病和疑难杂症患者的抢救、诊断和治疗中，可以促进医疗水平的提升和医疗技术的发展。连锁药店中的“健康小屋”，一方面可以缓解大量患者前往大医院购药产生的拥堵问题，另一方面也能降低患者的通勤成本，同时还提高了药店的场地利用率，对于药品控费也意义重大。

省市级医院与县级医院形成医联体，大医院与基层医院的数据共享，为双向转诊提供了客观依据。患者在不同医院就诊时，不需要再重复检查，医院检查效率得到提高，患者就医成本得到降低。在推动医疗改革时，上级医院指导基层医院开展工作也变得更加顺畅。患者预约、挂号、咨询、线上支付、收取检查结果等就诊流程可以通过移动医疗APP完成，这样能够节省时间，提高效率，极大地缓解医院“看病难”的问题。

现在智能终端在广东省网络医院得到广泛应用。其自主开发的网络听诊器，能够准确听诊呼吸音、心音。与此同时，网络心电诊断系统也受到了群众的欢

迎。网络医院在社区卫生服务中心以及村卫生站安装了网络心电图仪等，让偏远山区的群众也能够享受到优质的医疗资源。

2018年广东省人民政府办公厅印发《广东省促进“互联网+医疗健康”发展行动计划（2018—2020年）》，极大地促进了广东省互联网医院的全面发展及建设。广东省网络医院将形成“互联网+医疗健康”的七大板块服务体系：“互联网+分级诊疗”、“互联网+处方流转”、“互联网+检验检查”、“互联网+疾病管理”、“互联网+培训教育”、“互联网+居家护理”和“互联网+共享医院”，可实现网络医院与实体医院HIS系统对接，从而打造无边界医疗。

第二章 “成研中心”对互联网医疗的分析

CHAPTER 2

导读

互联网医疗在我国政策的推动下，一开始就呈现出快速发展的态势。相关资料显示：自2014年开始，在近3年时间里，涌入了大量互联网医疗产业的社会资本，催生了近5000家互联网医疗企业，到2018年约90%的企业因资金不可支撑而相继退出市场，这给社会资源带来了巨大浪费。目前我国多数互联网医疗企业尚未找到合理的盈利模式及发展路径，即使有较强融资能力的互联网医疗企业，也存在很多不确定性。

重庆市医院成本管理研究中心自2017年，就开始对我国互联网医疗产业的相关资料及信息进行收集，并对部分具有代表性的互联网企业进行深度调研。下文从其商业模式、市场规模等方面进行总结，并从成本管理的角度探讨互联网医疗企业倒闭的原因及其成本支撑逻辑，总结“成研中心”的五点思考，为互联网医疗企业的后续发展提供借鉴及帮助。

第一节 我国互联网医疗的商业模式及市场概况

一、我国互联网医疗的商业模式及分类

我国互联网医疗商业模式概念的提出始于1957年，直到互联网电子商务的兴起，学者们才开始进行大量研究，到目前为止还没有一个公认的权威定义。学者们根据研究的具体问题和理论视角，对商业模式的内涵进行了各自的解读，有偏向于经济学的，有偏向于工商管理的，有偏向于宏观的，也有偏向于微观的。Morris(2005)对互联网医疗的商业模式进行了研究，将其概念分为3类：经营类概念、

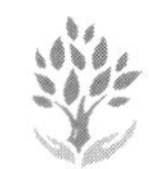

战略类概念、经济类概念。而实际上,“互联网+医疗”企业商业模式更加适合从经营及战略角度进行定义。

经营类概念:从经营角度来说,商业模式的重点应该是如何管理好企业。国外学者Amit和Zott(2001)认为商业模式是一种用于如何发现和利用商业机会的管理机制,用于把企业经营好。Dubosson-Torbay(2001)等人认为商业模式是一种组织架构,其目的是让企业获得收益。而Afuah和Tucci(2002)认为商业模式是一种赚钱的方法,就是通过综合利用好各种资源让产品超过竞争对手的经营方式,以达到长期盈利的目的。

战略类概念:从战略角度来说,商业模式的重点应该是研究企业的发展战略。国外学者Weill与Vitale(2001)认为商业模式是对一个企业的消费者、战略伙伴和供应商之间关系与角色的描述,从中能辨认主要产品、信息与资本等流向和参与者能获得的主要利益。Bossidy(2002)认为商业模式体现了企业盈利的构成,是一种分析利润率、现金流等的手段。

经济类概念:从经济角度看,商业模式的重点应该是研究企业的盈利方式,实现利益最大化。国外学者Rappa(2000)认为商业模式是企业的盈利手段,主要研究企业在价值链中的定位。而Mahadevan(2000)认为商业模式是企业与合作伙伴及买方之间的价值流、收益流、物流的特殊组合。Teece(2007)认为商业模式实际上就是企业向顾客传递价值、诱使顾客支付价款,并将其转化为利润的方式。

“互联网+医疗”商业模式的切入点有以下几个:患者方面,可从提高患者在就医环节的体验满意度切入;医生方面,可以从借助互联网平台减轻医生工作负担、提升工作效率、增加医生合法收入、促进医患沟通、减低医生职业风险等方面进行切入;医院方面,可以从通过互联网医疗领域的延伸,打造互联网医院,拓展服务范围,提升医院影响度与知名度等方面切入。

目前我国互联网医疗的商业模式归纳起来,主要分为非互动医疗健康信息服务模式、互动医疗健康信息服务模式(在线问诊模式)、医药电商模式、健康监测管理模式(可穿戴设备)、医疗服务流程优化模式等5类模式。其中,医药电商模式又细分为自营式B2C模式、平台式B2C模式、医药电子商务O2O模式、外卖O2O模式、医疗资源整合B2B2C(Business to Business to Customer,卖方—平台—买方)服务模式等5种模式。从不同视角可以对互联网医疗商业模式进行以下分类:

1.基于产品服务端的分类

根据产品服务对象分为患者端、医生端、医院端等产品模式。患者端产品模式主要采取向广告主收费(医药广告、硬件广告)、向保险企业收费(保险营销、数

据增值)、向患者收费(咨询问诊、药品销售、会员服务、保险服务)3种模式。大部分的互联网医疗企业都采用此类模式。医生端产品模式主要采取向药企收费(数据增值服务、医药营销推广)和向医生收费(医生教育、佣金分成、品牌推广)2种模式。此类模式的互联网医疗企业主要有丁香医生、杏仁医生、腾爱医生等。医院端产品模式主要采取向第三方(医院互联网医疗服务平台)收费和向医院(医院远程会诊平台、移动医疗平台)收费2种模式。此类模式的企业主要为各互联网医院。

2.基于互联网思维的分类

在互联网思维下,互联网医疗的商业模式可分为:流量变现、佣金分成、免费增值、收费服务、数据开发5种模式。流量变现模式主要是通过广告变现(医药保险)、平台导流(将人群引流到目标医院)模式来获取资金的。佣金分成模式主要是通过医药电商平台、医患付费平台等两种模式提供服务,收取中介费。免费增值模式先通过免费服务吸引注册用户,然后提供增值服务使其发展成付费用户,主要有移动挂号缴费、在线咨询问诊、院外康复随访、健康教育与管理等模式。收费服务模式主要是通过医生平台会员制、患者服务会员制、健康险服务等模式,为会员提供更优质的服务而收取费用。数据开发模式主要是通过大数据分析,为医院、药企提供更好的决策支撑,进行数据营销。

3.基于服务内容的分类

根据产品提供的服务内容不同,互联网医疗的商业模式可以分为线上轻问诊、在线医疗服务平台、健康管理、医药电商、医疗大数据与AI、卫生信息平台、知识辅助平台7种模式。线上轻问诊模式即网络咨询问诊,主要是通过互联网医疗服务平台为医患提供极为便捷的沟通交流平台,达到咨询问诊的目的。在线医疗服务平台模式主要是通过网上预约挂号、网上转诊、医院就医服务、健康知识咨询等功能,实现医生与医生、医生与患者、患者与患者之间的交流,服务平台为患者提供精准化、个性化的医疗服务,提高患者自我健康管理水平。健康管理模式主要是通过微信公众号、微博推送,开展健康知识讲座、视频直播等方式来满足公众对健康信息的需求,利用各式各样的可穿戴设备和健康检测管理软件满足人们的健康管理需求。医药电商模式主要为患者提供线上检索、互动平台,提供专业的线上及线下用药咨询、指导及配送,促进医疗机构处方外流,实现医药分家。医疗大数据与AI模式主要是利用互联网及数据分析技术,对不同层次的医疗信息数据进行分析反馈,从而为患者提供更多的方便,使医疗服务更全面精准。卫生信息平台模式主要的应用目标是实现医疗机构之间的互联互通,实现患者电子健康档

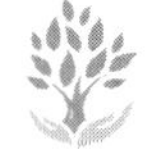

案、电子病历在不同医疗机构之间的共享，通过信息平台加强医疗行为监管、强化基本公共卫生服务，提高医务人员工作效率、医疗服务质量等。知识辅助平台模式主要是面向专业医护人员开发内容，用于提升广大医护人员的技能水平。

二、我国互联网医疗产业的市场情况

（一）我国医疗健康产业市场概况

随着“十三五”规划“健康中国”战略的提出，医疗健康产业正被越来越多的人关注。从全球范围来看，医疗健康产业正处于快速发展阶段。伴随着我国经济水平的不断提高，广大民众对医疗健康的重视程度也日渐提升，我国医疗健康产业将成为未来经济发展的新引擎。

国务院2016年印发的《“健康中国2030”规划纲要》中提到，预计到2020年，中国的医疗健康服务产业规模将达到8万亿元。2018年4月12日，李克强总理主持召开国务院常务会议，确定发展“互联网+医疗健康”措施，缓解看病就医难题，提升人民健康水平。2018年4月28日，《国务院办公厅关于促进“互联网+医疗健康”发展的意见》正式印发，鼓励医疗机构应用互联网等信息技术拓展医疗服务空间和内容，构建覆盖诊前、诊中、诊后的线上线下一体化医疗服务模式，允许依托医疗机构发展互联网医院。同时，对发展远程医疗提出明确要求。毫无疑问，在大健康背景下随着系列政策的出台，中国的医疗健康产业将进入高速发展时期。

医疗健康产业，狭义上是指医药产销及与医疗服务直接相关的产业活动，可以分为医药工业和医药服务，其中医药工业包含五大子行业，医药服务包含医药商业、研发外包、医疗服务。而广义的医疗健康产业，则是指维护健康、恢复健康、促进健康的产品生产、服务提供及信息传播等活动的总和。大健康产业由医疗性健康服务和非医疗性健康服务两大部分构成，已形成了四大基本产业群体：以医疗服务机构为主体的医疗产业，以药品、医疗器械以及其他医疗耗材产销为主体的医药产业，以保健食品、健康产品产销为主体的保健品产业，以个性化健康检测评估、咨询服务、调理康复、保障促进等为主体的健康管理服务产业。与此同时，我国大健康产业的产业链已经逐步完善，新兴业态正在不断涌现，健康领域新兴产业包括养老产业、医疗旅游产业、营养保健产品研发制造产业、高端医疗器械研发制造产业等。下面介绍几个主要相关市场的发展情况。

1. 医疗服务市场

医疗服务行业是医疗健康产业的重要分支，医疗健康产业的发展推动了医疗

服务行业的发展，而医疗服务领域是医疗健康产业未来的发展亮点以及支柱性分支产业。以医疗服务业为代表的现代健康服务业，不仅日益成为医疗健康行业的重要组成部分，也成为现代服务业的一个新的增长点。我国医疗服务行业的参与主体包括医院、疫病控制中心、计划生育机构以及医疗卫生研究机构等，其中最为重要的是各级各类医院。在当前的宏观环境下，我国人口结构的改变、老龄化加速以及一系列政策红利给医疗服务行业带来了黄金发展期。

通过前瞻产业研究院的数据，我们可以看出，中国2013—2020年的卫生总费用占GDP的百分比不超过8%，而发达国家中，美国日本等国家卫生总费用占总GDP已超过10%，由此可以看出，中国卫生支出距离发达国家还有不小的差距。

中国医疗服务市场规模从2011年的1.4万亿元增长至2014年的约2.2万亿元。前瞻产业研究院发布的统计数据显示，预计到2022年中国医疗服务行业市场规模将达到7.9万亿元，2018—2022年中国医疗服务行业市场规模统计情况及预测结果见图2-1。

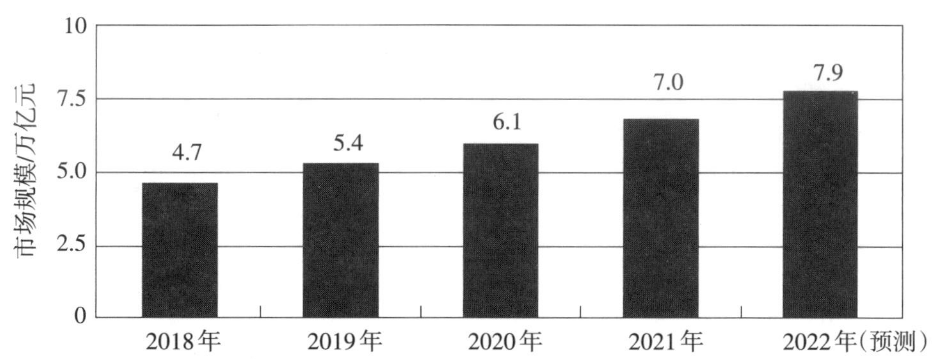

图2-1 2018—2022年中国医疗服务行业市场规模统计情况及预测（资料来源：前瞻产业研究院整理）

2020年我国私营医院人均床位数大量增加，私营医院医疗服务收入所占比重大幅提高。随着医疗信息化近年来的迅速发展，医疗技术与就医服务水平都上升到了一个新的台阶。越来越多的大型现代化医院开始利用信息化技术大幅度提升医院的服务能力，优化就医流程，增强管理效率。“互联网+医疗”打造的移动医疗信息化管理模式将进一步推进医疗服务产业的发展升级。

2.医药行业市场

相关报告显示：由于人们健康意识的加强，人口老龄化趋势的加剧，以及医药科技领域的创新和发展，近些年来，全球医药行业保持了持续的增长。根据统计，

2005—2014年,全球医药市场规模从5988亿美元增长至10272亿美元,按不变汇率计算,复合增长率为6.18%。

根据《中国健康产业蓝皮书(2016版)》的数据,2015年中国市场上化学药物的销售额达到8880亿元,占国内医药市场总量的66.5%;2015年国内中成药市场增长趋缓,总体市场规模约为3379亿元,占国内医药市场总量的25.3%。同时,得益于政府的支持,各大企业进一步增加对产品和技术的研发投入,医药行业得到了进一步的发展。2015年中国市场上生物药物的销售额为1095亿元,占国内医药市场总量的8.2%左右。我国的生物制药市场增长空间巨大。商务部的数据显示,2017年全国七大类药品销售总额突破20000亿元,共计20016亿元,扣除不可比因素,同比增长8.4%。2013年七大类药品销售总额仅13036亿元,复合增长率11.3%。同时,医药零售总额也持续增长,2013年医药零售额2607亿元,2014年突破3000亿元,2017年突破4000亿元,达到4003亿元(如图2-2所示)。

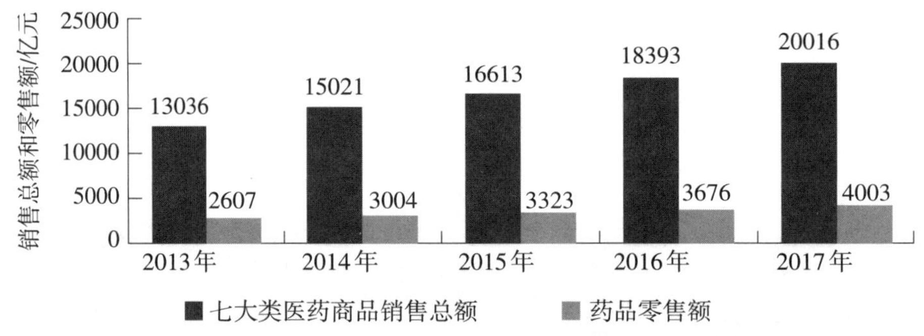

图2-2 2013—2017年中国医药销售情况(资料来源:商务部、中商产业研究院)

近年来随着国民经济的发展与居民生活水平的提高,人们对于身体健康越来越重视,而工作节奏的加快,让不少人长时间处于亚健康状态,种种急性病与慢性病的发生越来越年轻化。因此,公众对于医药的需求发生转变,越来越多的人开始在网上购药,中国医药电商行业由此快速发展。2012年医药电商销售规模仅133亿元,2017年达到1211亿元。

3. 医疗器械市场

医疗器械产业随着人类健康需求的增长而不断发展,被誉为朝阳产业,是全球发达国家竞相争夺的领域。近几年来,国内医疗器械市场一直保持着两位数的增长率,中国医疗器械行业是健康产业中增长最为迅速的领域,同时也是资本市场最为看好的投资热点之一。据中国医药工业信息中心推算,从2010年到2014

年医疗器械市场规模扩大了1倍以上，市场总量从2010年的1200多亿元增长至2015年的3080亿元，其年均复合增长率超过20%，2017年市场规模达4450亿元，年增速为20.3%。到2018年市场规模突破了5000亿元，2019年市场规模达6450亿元（如图2-3所示）。影像科设备、检验科设备、心血管设备、骨科设备、信息科设备是医械行业最大的五个细分领域。国产产品将向高端领域发展，产业融合将成为大势所趋，信息化和大数据将成为医疗器械市场发展新的助推器。随着国家政策的扶持以及医疗器械行业的技术发展和产业升级，医疗器械产业将有望保持高速增长的良好态势，并实现从中低端市场向高端市场发展的目标。

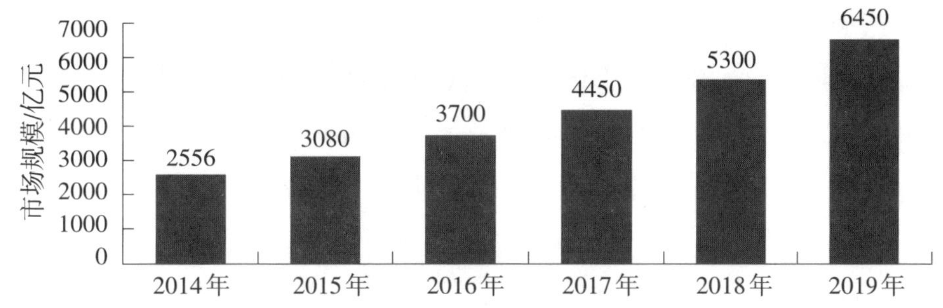

图2-3　2014—2019年中国医疗器械市场规模（资料来源：中商产业研究院整理）

我国体制内医疗卫生相关机构完成调整，标志着中国深化医药改革已完成顶层设计。整合了医保、定价和招标采购职能的国家医疗保障局将对医药行业实施统筹监管。为了进一步减轻患者就医的经济负担，保障人民的生命健康，提高人民的生活质量，国家相继发布多项政策文件以确保中国医疗器械行业持续健康，向前发展；推进建立以医联体为载体的分级诊疗制度、建设智慧医院等计划，促使中国卫生资源不断“下沉”、医疗机构服务能力不断提升，这为医疗器械行业的发展提供了机遇；随着高端医疗器械产业纳入国家“十三五”规划重点支持产业，高品质、高性价比的医疗器械新产品不断上市；《医疗器械临床试验设计指导原则》认可境外临床试验数据在中国申报产品注册时的效力，这将有利于具有国际化视野和运营经验的骨干企业为中国引入新技术；产品质量、流通领域和招标环节监管政策的日益收紧，将加速淘汰行业内的落后产能，帮助具备规模效应、优秀产品质量和全球化战略布局的企业脱颖而出，形成新的市场竞争格局。

4.健康养老服务市场

国家近年来十分重视养老产业的发展，密集出台了多个重要文件，对养老服务标准、养老服务市场放开、医养结合等做出了明确的规定和说明。2017年3月国务院发布《“十三五”国家老龄事业发展和养老体系建设规划》，提出到2020年，多支柱、全覆盖、更加公平、更可持续的社会保障体系更加完善，居家为基础、社区为依托、机构为补充、医养相结合的养老服务体系更加健全。

前瞻产业研究院发布的《中国大健康战略发展模式与典型案例分析报告》认为，健康养老作为新兴消费领域，在我国老龄人口规模不断扩大的背景下，正迎来前所未有的发展机遇。同时，政府通过政策跟进、优化资源配置、培育市场主体等措施，有力地推进了健康养老市场的发展。2010年，我国健康养老市场规模尚不足4200亿元；到2018年，健康养老市场规模已超过2.3万亿元，在大健康行业中产业规模比重达到33.62%，仅次于医药市场（如图2-4所示）。据前瞻产业研究院发布的《中国养老产业发展前景与投资战略规划分析报告》，2022年我国养老产业市场规模将突破10万亿元，2019—2023年年均复合增长率约为17.13%，2023年我国养老产业市场规模将达到12.8万亿元（如图2-5所示）。

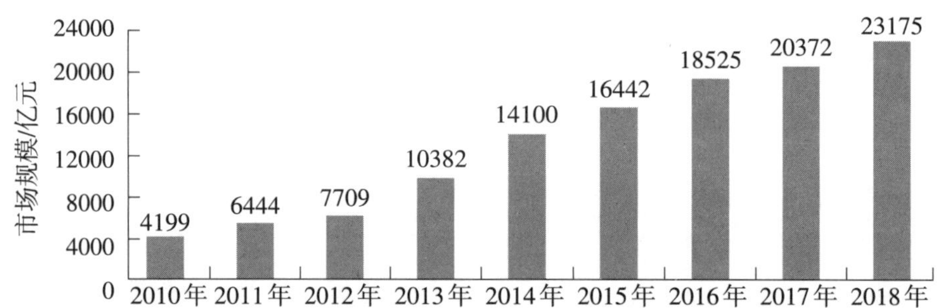

图2-4　2010—2018年中国健康养老市场规模（数据资料来源：前瞻产业研究院整理）

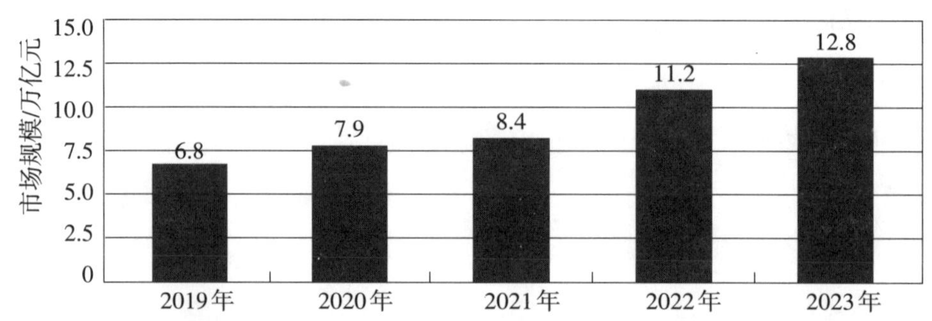

图2-5　2019—2023年我国养老产业市场规模统计情况及预测（资料来源：前瞻产业研究院整理）

5.健康管理服务市场

健康管理服务是一种新兴的健康服务理念和服务方式。我国居民的健康意识已经觉醒，健康管理服务市场已初具规模，2018年达到1764亿元，同比增长12.00%（如图2-6所示）。保健品市场需求量巨大，但由于其存在竞争格局混乱、行业集中度不高、管理及自律状况较差等问题，整体发展不尽如人意。即便如此，保健品市场规模仍有大幅提升，2018年达到3356亿元，较2010年增长了4.5倍（如图2-7所示）。

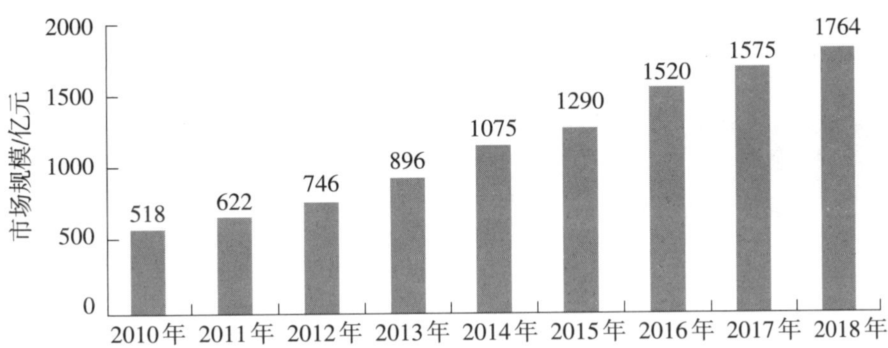

图2-6　2010—2018年中国健康管理服务市场规模（资料来源：前瞻产业研究院整理）

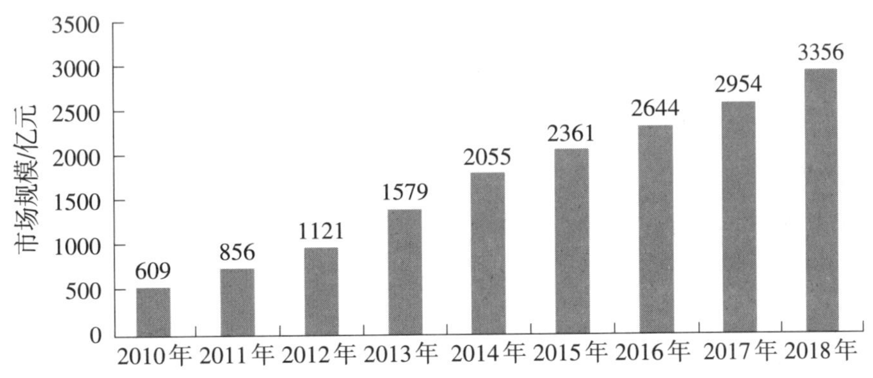

图2-7　2010—2018年中国保健品市场规模（资料来源：前瞻产业研究院整理）

（二）我国互联网医疗产业市场规模概况及发展趋势

在“互联网+医疗”的战略驱动下，我国庞大的人口总量和社会老龄化的趋势为医疗健康产业提供了巨大的市场潜力，也给医疗健康产业带来新的变革，医疗器械、养老服务、医药电商和移动医疗等产业迎来新的发展机遇。由于医疗健康的特殊性和体制的复杂性，相比于其他领域，医疗健康领域的互联网化进程仍处于比较初级的阶段。但在政策、社会及技术环境方面，互联网医疗都已经具备了一定的发展条件。目前我国整个互联网医疗产业在不断完善和细化，将逐步打造出一个体系相对完整的生态圈（如图2–8所示）。

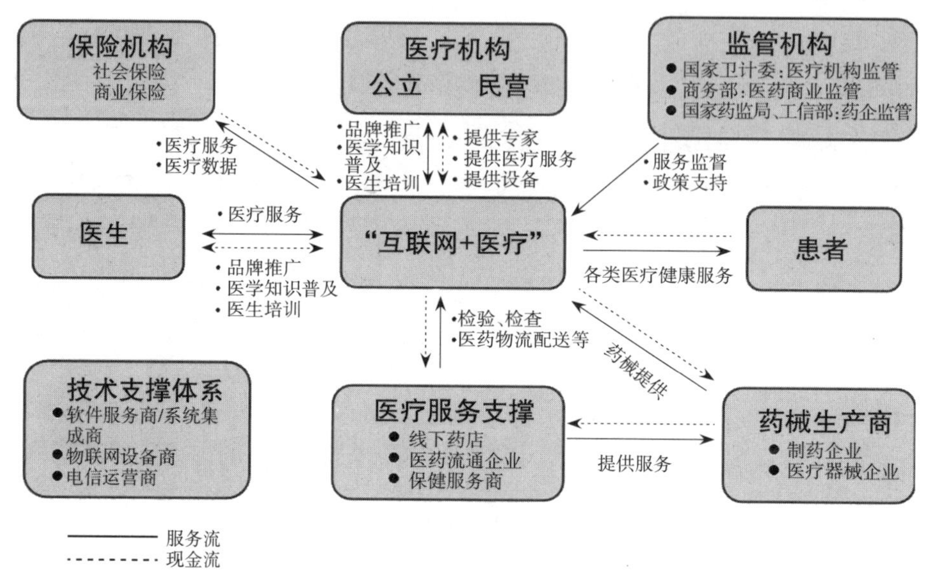

图2–8 "互联网+医疗"产业的生态圈

注："药械"即医疗器械。

1. 移动医疗市场

移动宽带、云计算及物联网等技术快速向医疗领域延伸，推动了移动医疗市场的快速发展。中商情报网发布的《2020年中国移动医疗市场规模超500亿未来移动医疗发展趋势分析》认为：随着国家医改进程的加速，知识付费时代的到来和医药电商政策的放开，移动医疗产业市场规模开始快速增长，2017年已达到231.4亿元，预计2020年移动医疗市场规模将达539.6亿元（如图2–9所示）。移动医疗用户数量逐年增长，2015年突破1亿人，2017年达到3.8亿人（如图2–10所示）。目前用户从移动端获取医疗服务的习惯已逐渐养成。

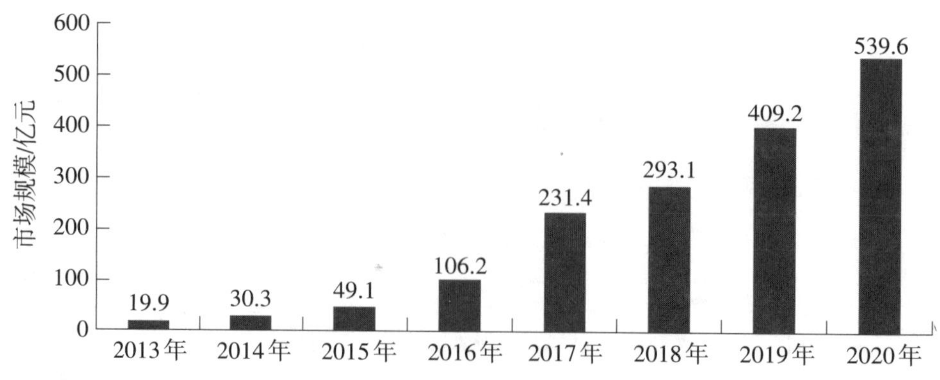

图2–9 2013—2020年中国移动医疗市场规模情况（资料来源：中商产业研究院）

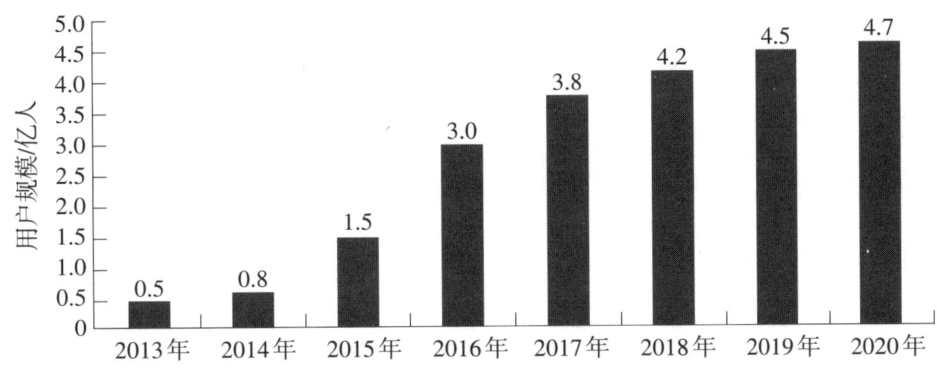

图2-10　2013—2020年中国移动医疗用户规模情况（资料来源：中商产业研究院）

据2016年末移动互联网医疗APP下载量的统计情况，"平安好医生""春雨医生""好大夫在线"分别位居该领域前三，其下载量分别为9784万人次、8132万人次、2390万人次。移动医疗整体呈现出垂直多元化趋势，其针对不同患者的需求以及个体差异化的表现，推出多维度的产品及服务，其中以健康管理和在线咨询问诊为主的APP备受用户青睐。

根据中商产业研究院发布的《2019—2023年中国移动医疗行业前景预测与投资分析报告》，我国移动医疗发展有如下趋势：

(1)准确定位用户，打造差异化产品。随着医疗刚性需求的不断扩大，更多优质细分服务的出现，以及用户健康管理意识的增强，移动医疗正以前所未有的速度快速发展，针对特定人群的移动医疗细分市场将会迎来新一轮爆发式发展。

(2)线上线下融合将进一步深入。具备线下医疗资源整合能力的健康医疗类应用将在未来更具优势，可以预言，线上、线下相互融合的O2O医疗模式将在市场上拥有更大的竞争力。

(3)医疗健康产业的发展将由临床治疗向预防保健转变，由患者仅在医院就诊向全方位健康管理过渡。利用移动医疗让有限的资源惠及更多民众将成为现实。而医疗基础信息的整合与共享，智能硬件、大数据等技术的充分应用，将有效实现对个人健康的全面监护。移动医疗健康行业将进一步推进分级诊疗，加强与一线医院、社区医院等医疗服务机构的合作，优化医疗资源的配置。

(4)数据的价值将进一步放大。企业对于数据的重视度将会极大提升。随着在线问诊平台、互联网医院、区域医疗信息化平台等大平台逐步搭建完成，企业将积累海量医疗基础数据。通过数据挖掘与数据分析进而构建独特的商业模式将对这类企业的发展有极大的促进作用。

2. 远程医疗服务

在现代医疗应用中，随着视频通信技术的日益成熟，视频通信与医疗业务的结合将越来越紧密，将改变传统“患者大病、小病跑医院，医生驻点坐诊”的医疗模式。随着互联网技术的普及、医院信息化管理的客观需求增多以及新医改的大力推动，我国近年来开始加大对远程医疗的支持。2015年2月，国家发改委同意宁夏回族自治区、贵州省、西藏自治区分别与中国人民解放军总医院（301医院），内蒙古自治区与北京协和医院，云南省与中日友好医院合作开展远程医疗政策试点工作。在国家政策的推动下，我国远程医疗市场规模出现明显增长。2016年，我国远程医疗市场规模达到61.5亿元，同比增长约51%。图2-11显示了我国2012—2017年远程医疗行业市场规模的情况。

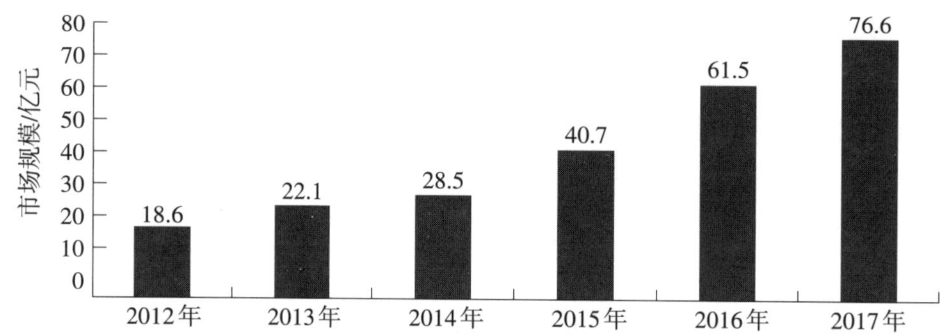

图2-11　2012—2017年远程医疗行业市场规模情况（资料来源：前瞻产业研究院整理）

根据中国报告大厅发布的《远程医疗市场调查分析报告》，我们对远程医疗行业发展趋势做出如下判断：

（1）远程医疗行业规模将进一步扩大。一方面，我国慢性病人增多，且治疗时间长，服务需求量大，这刺激了远程医疗市场的发展。另一方面，移动医疗终端普及、医疗物联网发展、医疗机构参与度提高，也将推动远程医疗市场规模的持续扩大。前瞻产业研究院预计，2023年国内远程医疗行业的市场规模将达到392亿元（参见图2-12）。

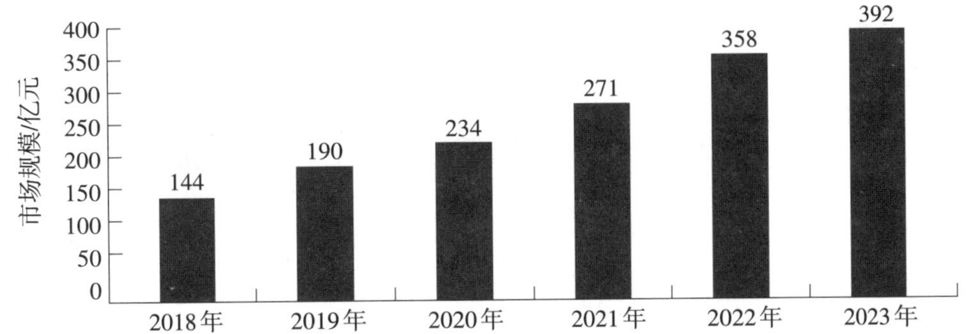

图2-12　2018—2023年国内远程医疗行业市场规模情况及预测(资料来源:前瞻产业研究院整理)

(2)医疗报销比率有望稳步提升。医疗报销不足总被认为是远程医疗实施的主要障碍,但目前政策出现了一些变化,这些变化正在不断地推动远程医疗的发展。

(3)远程医疗服务不断增多。成熟的远程医疗服务,其范畴既包括心理咨询,补充处方药,糖尿病、慢阻肺(慢性阻塞性肺疾病)和充血性心力衰竭等慢病管理,也包括通过影像资料等数据传输和储存等获得二次咨询建议,还包括急诊、创伤、脑卒中、重症监护等远程双向视频指导治疗等。

(4)远程医疗服务技术水平大幅提升。新一代远程医疗系统将集成各类信息系统、网络技术、医疗影像设备、传统医疗体系等。在新一代集成远程医疗系统中,远程医疗将成为网络信息环境下的全新医疗体系模式,并为进一步发展更有效的以病人健康为中心的多样化远程医疗服务提供了良好的启示。

远程医疗领域将涌现出更多的创业"风口"。在行业前景看好的基础上,未来会有更多创业项目得到风投(风险投资)的青睐。其中,随着医药体制改革,网上售药已经破冰,医药入口类型的企业将显著增加。伴随着更多医生参与到远程医疗过程之中,医生入口型和健康管理监测咨询型的企业也将显著增加。

3. 医疗器械(智能穿戴设备)

近年来,我国可穿戴医疗设备市场呈现快速发展态势。我国在20世纪90年代后期开展了可穿戴医疗设备研究。市场上主要的可穿戴医疗设备包括:智能眼镜、智能手表、智能腕带、智能臂环、智能腰带等。智能可穿戴设备的兴起也催生出更大的移动医疗市场,人们开始注重疾病的预防,借助穿戴设备进行生命体征的监测,从而防控疾病。未来几年,中国智能医疗电子市场规模将不断扩大。数据显示,2015年中国可穿戴医疗设备市场规模达12亿元,2017年达到49亿元,预计2020年有望突破122亿元。图2-13显示了我国2015—2018年可穿戴医疗设备的市场规模。

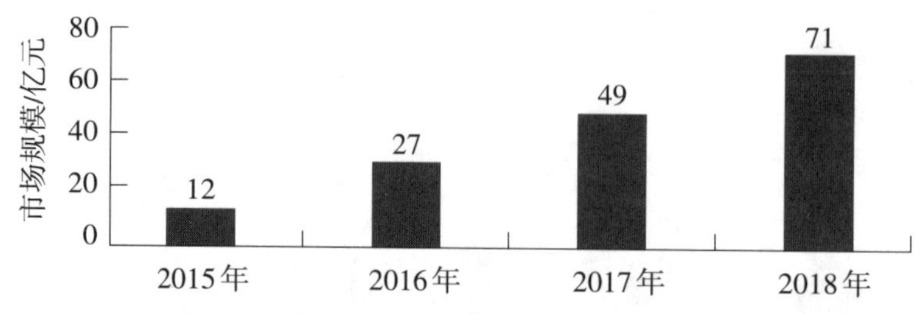

图2-13　2015—2018年我国可穿戴医疗设备市场规模

可穿戴医疗设备未来发展趋势：

(1)产品聚焦化。可穿戴医疗设备应更加针对具体病种、具体人群，这有利于数据的收集和处理，便于医生与患者基于数据进行交流，帮患者解决疾病问题，同时提高医生的工作效率。

(2)数据云端化。随着移动医疗平台的快速发展，可穿戴医疗设备已与云端互联，各数据实现了互通共享，医生远程即可开出药物、提出诊疗建议等。

(3)体验互动化。通过可穿戴设备，收集运动数据、建立运动排行榜和扩大交友渠道等，极大地增加了用户的使用黏性。可穿戴医疗设备也应该注重患者之间、患者与医生之间的交流，增强互动体验。

(4)诊断远程化。可穿戴医疗设备作为移动医疗的重要组成部分，需要量化医学诊断价值，让数据真正体现出作用，医生通过远程诊断即可为患者提出初步处理意见。

(5)盈利模式创新化。随着可穿戴医疗设备的快速发展，可穿戴医疗设备厂商的盈利模式将会从传统的硬件销售，逐渐向挖掘诊断价值、数据价值、医学价值和服务价值的新模式转变，这又能进一步推动可穿戴医疗设备的快速发展。

4.医药电商

近年来，随着新医改、“互联网+”、医药新零售等因素对医药电商行业的深入影响，中国医药电商市场开始呈现持续增长的趋势。可以说，医药电商的黄金时代已经到来。

医药电商与普通的电商虽无本质区别，但医药电商还是有一些自身的特点，比如医药电商受到更严格的监管；对医药电商的要求比其他领域的电商更高。历经多年的发展沉淀后，医药电商迎来了最佳的发展时期。由于行业的特殊性，医药电商的监管政策与监管趋势每年都有变化。如2016年互联网第三方平台药品网上零售试点工作结束；2017年取消B、C两证审批，改变了医药电商的运营基础与准入门槛。而医药分开、“互联网+医疗”、医药新零售等政策及新趋势让医药电商行业面临着新的发展挑战。

互联网医疗的发展，为医药电商行业市场带来了巨大的发展机遇。前瞻产业研究院发布的《中国医药行业电子商务市场竞争与投资分析报告》统计数据显示，2015年我国医药电商直报企业销售规模已达476亿元，同比增长32.5%。截至2017年我国医药电商直报企业销售规模增长至736亿元，同比增长20.3%。2018年我国医药电商直报企业销售规模达到了859亿元，同比增长16.7%左右(如图2-14所示)。

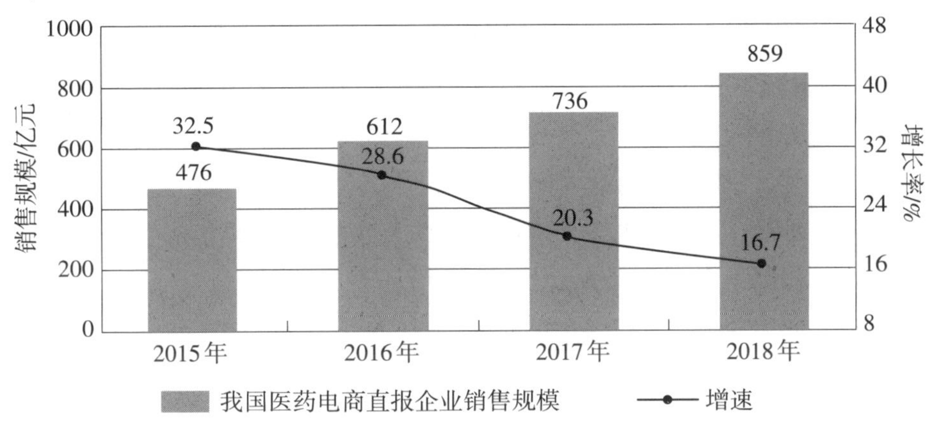

图2-14　2015—2018年我国医药电商直报企业销售规模统计及增长情况
(资料来源:前瞻产业研究院整理)

2022年中国医药电商市场规模将接近1500亿元，至2023年中国医药电商市场规模将增长至1660亿元(如图2-15)。

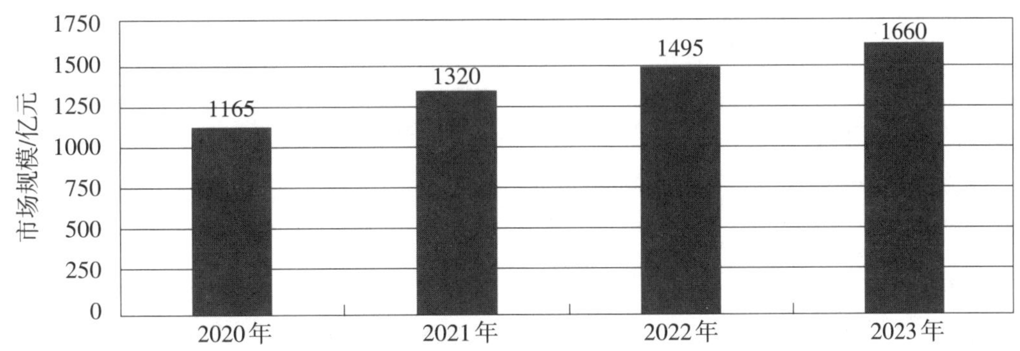

图2-15　2020—2023年中国医药电商市场规模统计情况及预测(资料来源:前瞻产业研究院整理)

我国医药电商行业的发展趋势有以下几个特点：

(1)利好政策持续推动。2017年国务院公布取消互联网药品交易资格B证、C证的审批；该年还出台了《国务院关于取消一批行政许可事项的决定》，其中包括备受关注的互联网药品交易服务企业(第三方)审批，医药电商门槛进一步降低。2018年4月，国务院办公厅印发《关于促进"互联网+医疗健康"发展的意见》，释放了一系列利好互联网医疗的政策，明确指出要完善"互联网+"药品供应保障服务体系。

（2）政策市场双重驱动。“两票制”使药品流通管控更加严格，企业将注意力转向暂不受流通管控的零售端；公立医院药品零差价后，有处方外流的可能；电子处方的成熟与处方外流趋势促进直接面向病人（DTP）的药房快速发展，为医药电商从O2O角度切入处方药市场提供了良好机会。

（3）医药电商O2O模式。从目前的发展趋势看，医药行业O2O电子商务模式、移动APP客户端、微商城的发展等已经成为各大医药电商的未来发展重点。当前，医药电商还不能解决消费者购买药品的及时性问题，尤其当发生较为紧急情况急需用药或医药器械时，网上药店就无法解决问题。但O2O模式使消费者线上下单、线下享受商品和服务成为现实，从而为消费者提供了更加安全、有效、及时、便捷和人性化的全新服务，满足了顾客对于用药健康多方面、多层次的需求。尽管B2B、B2C是当前主流的医药电商模式，但医药电商O2O的发展趋势已经十分明显，传统医药电商行业将向现代化服务的方向发展。

（4）信息化与大数据带来的机遇。互联网和大数据时代的到来，正在悄悄改变着传统的电商模式。未来，不仅可以利用信息化以及大数据实现网络视频会诊，达到网上看病的目的，还可以通过移动客户端储存大量就医、购药信息及患者健康信息等数据，可通过对数据的分析和比对，发现患者的购药特点及需求，以便提供有针对性的药学服务。

5.“互联网+健康保险”

我国的健康保险业发展还不能满足人民群众日益增长的医疗保障需求。我国的健康险在总保费中占比仅为8%，而美国的则占到总保险费的40%。商业保险与“互联网+医疗”的模式创新，将给我国的健康保险业带来新一轮的高速增长。

商业医保机构与拥有患者健康大数据的机构进行合作，将扩大自身的保险销售渠道。

近年来，我国健康险市场得到快速发展，前瞻产业研究院发布的《中国健康保险行业市场前瞻与投资战略规划分析报告》统计数据显示，2010年我国健康保险保费收入已达677.47亿元，并呈现逐年增长态势，2015年我国健康保险保费收入达到2410.47亿元。2016后我国健康保险保费收入呈现爆发式增长，突破4000亿元。2017年我国健康保险保费收入为4389.46亿元，同比增长8.58%。2018年我国健康保险保费收入达到了5448.13亿元，同比增长24.12%（如图2-16所示）。

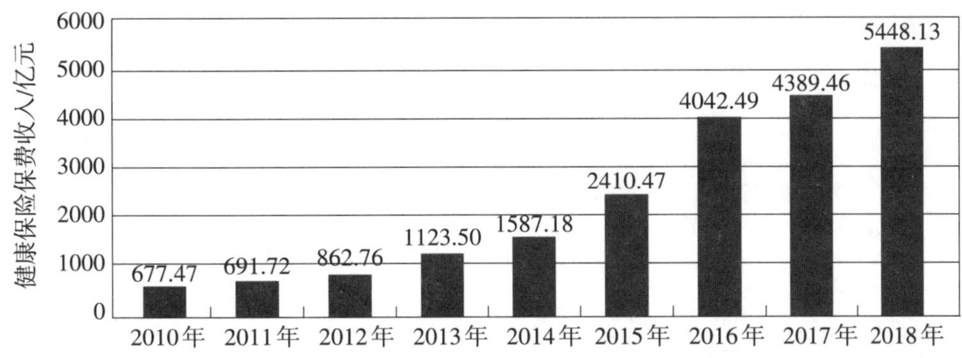

图2-16　2010—2018年我国健康保险保费收入统计情况（资料来源：前瞻产业研究院整理）

相关机构预测，我国健康保险保费收入将呈现出高速增长的态势，到2023年我国健康保险保费收入将突破万亿元，达到10790亿元（如图2-17所示）。同时，健康险将在税收政策杠杆的撬动下，进入高速增长、快速发展的战略机遇期。

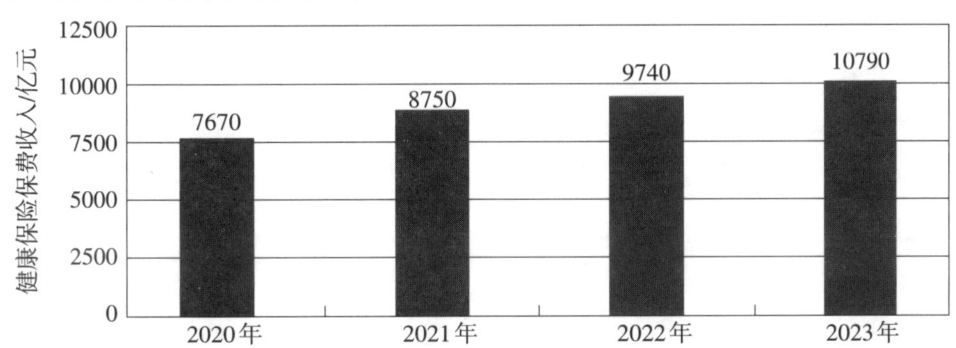

图2-17　2020—2023年我国健康保险保费收入预测（资料来源：前瞻产业研究院整理）

根据前瞻产业研究院发布的《2020—2025年中国健康保险行业市场前瞻与投资战略规划分析报告》，我们对我国健康保险行业未来发展趋势的判断如下：

（1）利好政策规范行业健康发展 。

2017年，财政部、税务总局、保监会联合发布《关于将商业健康保险个人所得税试点政策推广到全国范围实施的通知》，并于2017年7月1日起将该政策推广到全国范围实施。该通知规定凡是个人购买符合规定的商业健康保险产品的支出，允许在当年（月）计算应纳税所得额时予以税前扣除，扣除限额为每年2400元，即每个月200元。单位统一为员工购买符合规定的商业健康保险产品的支出，也计入员工个人工资薪金，按同样限额予以扣除。这项税收优惠政策有效地提升了商业健康保险的需求以及消费者参保的动力。

2017年11月15日，保监会对《健康保险管理办法（征求意见稿）》公开征求意见，该征求意见稿中提及健康管理服务与医保合作，还包括延长长期健康保险的“犹豫期”、对贫困人口适当倾斜，鼓励对新药品、新医疗器械和新诊疗方法在医疗

服务中的应用支出进行保障。商业健康险成为医保基金的重要补充,可缓解医保基金压力,提高医疗保险的保障水平,利好行业的长期发展。新办法的实施促进了健康保险的发展,规范了健康保险的经营行为,保护了健康保险活动当事人的合法权益,提升了人民群众的健康保障水平。

(2)健康保险市场需求逐渐扩大。

一方面,在"健康中国"战略的推动下,健康理念日渐深入人心。我国政府在"十三五"规划中提出"大健康"建设理念,把提高全民健康管理水平提到国家战略高度。在政府支持政策的推动下,我国的商业健康保险将会得到快速发展,对健康保险的潜在需求有望得到释放,健康保险市场有着巨大的增长空间。另一方面,相关数据显示,老年人口的医疗费用支出十分巨大。随着我国人口老龄化程度的加剧以及医疗消费水平的上升,人们对于健康保险的认知程度越来越高,消费意识越来越强,对医疗与养老的充分保障有了更多的追求,这为为商业保险参与健康养老发展提供了发展机遇。

(3)"互联网+健康保险"模式。

在"互联网+"大潮下,走互联网渠道似乎成了各保险公司的共同选择。互联网保险能克服传统商业健康险信息化水平较低所产生的问题,互联网和大数据技术为健康保险的创新发展带来了机遇。近年来,一些保险公司开始尝试通过线上医生、"可穿戴设备"等方式建立数据库,通过各种创新形式达到丰富产品内容和降低赔付支出的双重目的。保险业正在通过"互联网+"广泛布局大健康产业的上下游产业链,在政策红利的引导下,社会资本快速进入健康医疗领域,健康保险与互联网的深度融合发展未来可期。中国保险行业协会的数据显示,2018年全年互联网健康保险的规模保费为122.9亿元,同比增长108.3%,比2015年的10.3亿元增长了近11倍。虽然互联网渠道的健康险保费收入目前占行业健康险保费总收入的比重还非常低,但其中蕴含的发展潜力令人充满期待。

6.健康医疗大数据

大数据在医疗上的应用包括:健康监测、疾病预防、临床决策辅助、医药研发等。其应用大大地减少了患者与医生之间面对面的交互时间,提高了医生的工作效率和诊疗质量。医疗健康结合大数据既促进了人们的健康又加速了传统医疗产业的发展。

2016年6月24日国务院发布的《国务院办公厅关于促进和规范健康医疗大数据应用发展的指导意见》明确指出,到2020年,基本建立适应国情的健康医疗大数据应用发展模式,初步形成健康医疗大数据产业体系。健康医疗大数据将在临床

医疗、生物医药、健康保险等领域得到广泛深入的应用。2015年我国医疗大数据应用市场规模是9.4亿元，2020年将达到79.05亿元。前瞻产业研究院发布的《全球健康医疗大数据行业发展前景预测与投资战略规划分析报告》统计数据显示，2014年中国医疗健康大数据市场规模仅仅6.06亿元，到了2016年中国医疗健康大数据市场规模突破10亿元，之后就进入高速增长时期，截至2017年中国医疗健康大数据市场规模增长至41.15亿元（如图2-18所示）。医疗与大数据结合得更加紧密，大数据对医疗产业的推动作用十分明显。预计未来医疗大数据产业将不断扩大规模，并走向成熟。目前，我国已启动了精准医疗计划，将在2030年前投入600亿元，同时我国基因检测及相关产业将形成每年超过1000万人次的检测市场，市场规模或超过千亿元。

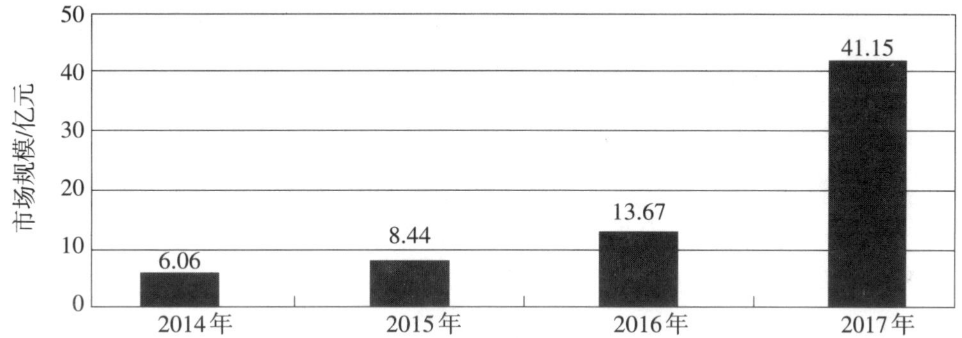

图2-18　2014—2017年中国医疗健康大数据市场规模统计情况（资料来源：前瞻产业研究院整理）

第二节 “成研中心”对我国互联网医疗商业模式及成本支撑逻辑的探讨

一、我国互联网医疗产业的案例分析

目前国内互联网医疗企业百花齐放，其商业运行模式也各具特色。具有代表性的公司有：以健康教育和信息为主的39健康网（朗玛信息）；以医师评价和挂号为主的好大夫在线；以疾病风险评估为主的宜康网；以即时在线咨询为主的医通无忧网；以远程云诊、全程陪诊为主的就诊通网；以专科垂直领域为主，专注眼科服务的目邻等。

我国互联网医疗产业虽前途光明，但目前尚未找到很好的盈利模式。重庆市医院成本管理研究中心自2018年开始关注到这个现象，并从相关资料报道分析及实际深入调研等多渠道对我国互联网医疗企业的商业模式及经营情况进行初步的分析研究，希望能从成本管理角度及医疗行业的实际情况出发，探索出我国互联网医疗企业成本可支撑的生存逻辑。下面我们分别从资料报道分析和深入调研分析两个层面，各选取两家具有代表性的企业进行分析说明。

（一）最早介入互联网医疗的大型综合性平台企业——平安健康互联网公司（平安好医生）

1. 平安好医生的经营情况简介

平安健康互联网公司成立于2014年8月20日，是平安好医生的主要经营实体，是中国领先的一站式医疗健康生态平台，致力于通过“移动医疗+AI”，为每个家庭提供一位家庭医生，为每个人提供一份电子健康档案，为每个人提供一个健康管理计划。目前，平安好医生已经形成了家庭医生服务、消费型医疗、健康商城、健康管理和互动等重点业务板块。平安好医生垂直整合了多项业务，形成了在线问诊、门诊挂号、就医、购药、诊后健康管理、家庭医生服务等业务链，形成了在线咨询与在线购药、在线咨询与线下就医安排的服务闭环，涵盖全天候在线咨询、转诊及挂号、住院安排、二次诊疗意见及健康管理等多项服务内容，可让用户享受到一站式全方位的优质医疗服务。

平安好医生上市后，用户数量急剧增长。截至2018年6月末注册用户达2.28亿人，较2017年末新增3520万人；截至2018年底，平安好医生已经与3100多家医院（包括逾1200家三甲医院），2000多家包括体检机构、牙科诊所和整形机构在内的健康机构以及10000多家药店展开合作。

平安好医生的收入主要来自四大业务：家庭医生服务、消费型医疗、健康商城、健康管理和互动。2018年上半年，平安好医生实现营业收入11.23亿元，同比增长150.3%。其中，健康商城占比最大，实现营业收入6.28亿元，同比增长302.7%；消费型医疗收入2.48亿元，同比增长47.9%；家庭医生服务1.86亿元，同比增长91.4%；健康管理和互动收入6017.5万元，同比增长119.2%。2018年的年报数据显示，平安好医生实现营业收入33.38亿元，同比增长78.7%，但是营业额的大幅增长并未能带来盈利。2015—2018年，平安好医生一直处于亏损状态，累计亏损近30亿元。不过，这种亏损正在减少，2018年净亏损下降8.8%。

2.平安好医生的发展历程

2015年4月，"平安好医生"APP正式上线。

2016年3月28日，平安好医生与海南富力开展战略合作。

2016年5月19日，平安好医生正式对外宣布，获得5亿美元的A轮融资，融资完成后估值达到30亿美元。

2016年8月15日，平安好医生注册用户数首次突破1亿，成为国内覆盖率第一的移动医疗应用平台。

2017年12月，平安好医生获软银4亿美元注资，估值达50亿美元。

2018年5月4日，平安好医生挂牌港交所。

2018年10月23日，平安好医生宣布，其自主研发的国内首个中医"智能闻诊"系统正式上线。"智能问答"融合AI医疗科技和传统中医理论精髓，通过采集用户声音并进行AI分析，识别其是否属于气郁、气虚、阳虚等中医体质，实现听音辨病。

2019年1月，平安好医生正式宣布打造医院云、药店云、诊所云、村医云以及国际化的"4+1"战略。

2019年1月4日，平安好医生宣布其旗下"一分钟诊所"已落地8个省市。

2019年7月，平安好医生与北大方正人寿、珠江人寿、民生人寿、光大银行分别签署了战略合作协议。

3.平安好医生的四大板块业务详细情况

（1）家庭医生服务。

公司利用人工智能、自有的医疗团队以及外部医生，并通过公司的合作医院网络为用户提供家庭医生服务，服务内容主要包括在线咨询，转诊、挂号及住院安排和二次诊疗意见。在线咨询服务包括医疗咨询和健康咨询。医疗咨询内容全覆盖，尤其专注于高血压、糖尿病、过敏症及肠胃炎等常见病和慢性病。转诊、挂号及住院安排的平台可以为医院提供便利的数据库入口，其中包括科室清单，医

生简历、专长及挂号情况等详情，平台亦能通过用户的病症描述向其推荐相关的医院及医生。用户一般会在公司的系统取得一个编码，作为线下医院的挂号凭证，并在医院支付挂号费，公司不收取医院挂号服务费。二次诊疗意见服务：对于想要寻求先前问诊医生以外的医生进行二次诊疗的用户，公司可协助其联系北京、上海、广州等各大城市知名医院的专家以及美国、日本等国的医疗专家，进行二次诊疗。

(2)消费型医疗。

公司根据用户的需要，提供多种标准化的医疗健康服务及服务组合，比如公司网络内的第三方医疗健康机构提供的服务及与体检服务组合有关的增值健康管理服务，如健康体检、基因检测等。公司向个人及企业推销体检服务组合，企业客户包括平安集团的附属公司。同时，公司还会对体检服务组合提供增值服务，包括医学专家的报告解读，一年时间内最多60次的医院专家在线咨询等。

(3)健康商城。

公司于2015年8月开始开展健康商城业务，通过在线健康商城提供范围广泛的医疗健康产品，以满足客户需求。公司的健康商城自成立以来实现了快速增长。在产品方面，公司健康商城提供：①医疗健康产品，如健康营养品、药物、医疗器械；②保健产品，如健身器材及配件、个人护理用品、母婴护理用品；③其他产品，如家用电器、家庭必需品。在业务模式方面，公司的健康商城包括自营模式和平台模式两种。其中自营模式，即公司自己向供应商采购商品，通过公司的平台直接向消费者销售产品。在平台模式下，公司可以促成平台卖家与消费者之间的交易，该平台卖家主要包括连锁药店以及海外购物服务提供商。

(4)健康管理与互动。

公司的健康管理与互动平台旨在提高用户的健康意识及培养他们的健康生活习惯，以激励用户持续关注平台，培养客户忠诚度。公司主要向客户提供健康头条、奖励计划、健康管理及健康测评等服务内容。公司健康头条服务内容涵盖了用户感兴趣的话题，包括医疗健康、生活方式、食物、情感、女性健康、育儿、个人护理及运动等。奖励计划旨在通过物质奖励促使用户积极参与并养成健康生活方式，在用户完成若干任务(如完成目标步数或与朋友分享健康互动内容等)后给予奖励。公司一直在推出并优化各种健康计划、测试、课程及活动，以帮助用户解决日常生活中常见的健康和保健问题，培养其健康的生活方式。目前平台有超过100项的健康计划可用，这些健康计划一般是针对特定的健康需求制定的，如健身、减肥等需求。公司还提供了多种主题的健康测评，包括乳腺癌自查、抑郁及焦虑测

试等。通过测评结果及用户兴趣,公司可向用户精准推荐服务内容,必要时可将客户引导至业务模块中去。

从产品端用户群体来看,平安好医生采取的是医生端产品模式和患者端产品模式。即:向医生进行品牌推广,向广告主收费(医药广告、硬件广告),向保险企业收费(保险营销、数据增值),向患者收费(咨询问诊、药品销售、会员服务、保险服务)等模式。

从互联网思维来看,平安好医生采取的是流量变现、模式佣金分成、免费增值、收费服务等4种模式。即:通过广告变现(医药保险)、平台导流(将人群引流到目标诊所)获得费用;通过健康商城医药电商平台提供服务,收取中介费;先通过免费服务、各种活动吸引注册用户,然后提供增值服务将这些用户发展成付费用户;通过患者服务会员制、健康险服务等模式,为会员提供更优质的服务而收取费用。

从服务内容来看,平安好医生采取的是线上轻问诊、在线医疗服务平台、健康管理、医药电商、医疗大数据与AI等5种模式。即:开展网络咨询问诊服务;提供网上预约挂号、网上转诊、医院就医服务、医疗知识咨询等功能;通过开展健康知识讲座等方式来满足公众对健康资讯的需求,利用健康检测管理软件满足人们的健康管理需求;提供线上检索、互动平台,提供专业的线上及线下医疗服务体系,方便患者在网上购药;利用医疗大数据与AI模式对患者进行在线分析。

(二)中途转型主业切入互联网医疗的上市企业代表——朗玛信息技术有限公司(39健康网)

1.情况简介

朗玛信息成立于1998年,全名为“贵阳朗玛信息技术股份有限公司”,注册资金33794万元。2013年,曾专注通信和娱乐领域的朗玛信息,开始向医疗健康大数据领域转型。2014年斥资6.5亿元完成了对广州启生信息技术有限公司(39健康网)的全资收购,从此宣告正式介入互联网医疗这一新领域,并立志打造一个开放共赢的“互联网+医药健康”生态系统,探索“医疗机构+药店+网络平台”模式,最终形成O2O闭环。同年,朗玛信息与贵州省卫计委共建贵州省医疗健康云公众服务平台,自主开发了结合智能穿戴设备的手机APP“贵健康”,形成了集在线检测、查询、问诊、问药、挂号、体检等功能于一体的健康管理服务模式。这种模式主要通过医院、药店、社区等平台,以电脑和手机为工具,用远程医疗的方式让老百姓就近就医或足不出户便实现就医,侧重于远程医疗常规门诊和健康管理。2015年

5月，在线问诊和健康管理服务的创新平台——贵州互联网医院正式上线运营，开展免费视频问诊及慢性病管理，以实体医院为依托，全面打造线上线下相结合的全新O2O诊疗模式。目前朗玛信息的互联网医疗产业布局，已经涵盖了医疗咨询、医药电商、智能终端及互联网医院等领域(如图2-19所示)。

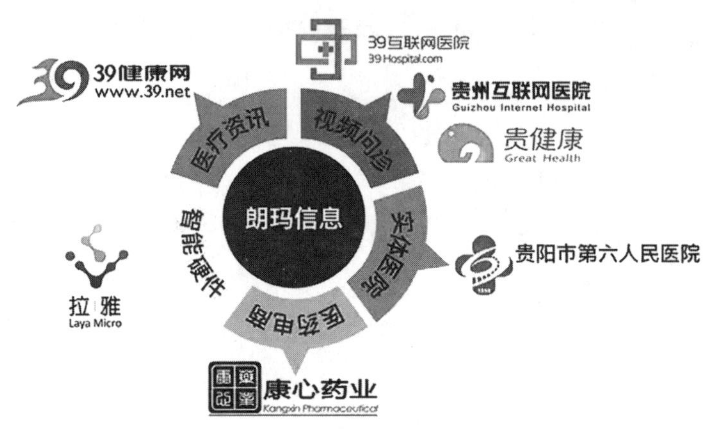

图2-19　朗玛信息互联网医疗产业布局

39健康网是一个具有多年健康领域经营历史的品牌健康服务平台。39健康网首先开创了轻问诊模式，使其成为中国领先的健康生活在线问答平台。其平台上的“疾病百科”收录了大量疾病信息；“药品通”是一个专业、全面的国内外药品查询网站；“名医在线”主要进行在线答疑活动，是全国最大的名医在线咨询平台；“就医助手”提供了近万名医生专家的信息，用户可在此进行网上预约挂号。39健康网通过优质资讯内容吸引了海量用户，2016年其独立用户的每日访问数(UV)在PC电脑和移动端已经超过1600万次；每日平均页面浏览量(PV)在所有终端，已经超过了4500万次。随着朗玛信息互联网及实体医疗业务的逐步深入发展，其用户流量价值与媒体品牌价值将得到持续发掘。

朗玛信息投资建设的贵州互联网医院，位列国内互联网医院的第一梯队。贵州互联网医院以三甲、二甲医院为核心，以社区(乡镇)医院、村卫生计生服务室、实体药店等便民场所为就诊点，使得基层医疗卫生服务机构成为互联网医院的自然延伸，形成了以“医院+社区服务中心+村卫生计生服务室”的多层次医疗服务结构。其在短短一年多的时间里，已经为贵州地区的病患提供了超过数十万次的服务。公司还推出了一款可提供远程问诊服务的APP——“贵健康”。目前，“贵健康”已经接入包括贵阳市妇幼保健院在内的市属8家医院，并且部分医院的预约就诊量已经占到医院全部门诊量的30%以上。

朗玛信息与贵阳市医院管理(集团)有限公司(以下简称“医管集团”)于2015

年10月8日签署协议，共同投资5000万元组建贵阳市医药电商服务有限公司，从事药品、医疗器械等的流通业务。其中朗玛信息出资2450万元，持股比例为49%；医管集团出资2550万元，持股比例为51%。医管集团的经营范围包括医院管理、医疗信息系统服务、医疗器械消毒、公益性健康服务、生物制药、基建管理、医疗后勤服务、医药研发、医药制造、医药物流、医药销售、医疗器械研发及销售等。经营范围立足贵州，面向全国。其在做好对医管集团所管理医疗机构的医药流通业务的基础上，创新商业模式，不断扩大其在贵州的服务范围；同时依托互联网医院平台，开展面向全国的医药流通业务。朗玛公司与医管集团联合发起设立目标公司，目标公司的经营宗旨为：以医药流通为抓手，建立医药与医保、医药与医疗的联动机制，以集中采购降低药品采购成本，降低用户的药品费用支出；同时，逐步扩大目标公司的医疗机构覆盖范围，做大做强，以实现经济效益和社会效益。

公司2018年的财务报告显示：公司实现营业收入4.58亿元，同比增长11.26%；归属于上市公司股东的净利润达1.04亿元，同比增长7.47%；经营活动产生的现金流量净额达1.24亿元，同比增长73.81%。2018年7月27日，中国互联网协会、工业和信息化部信息中心发布了“2018年中国互联网企业100强”排行榜，公司再次榜上有名，位列第39位，比上一年度提升了11名，是唯一连续三年入选互联网百强榜的“互联网+医疗”企业，也是贵州省唯一入榜的企业。

朗玛信息的主营业务聚焦医疗+互联网医疗业务板块以及电信及电信增值业务板块。其中医疗+互联网医疗业务板块主要包括：实体机构医疗业务、医疗信息服务业务、互联网医院业务、IPTV（交互式网络电视）智慧医疗家庭健康服务平台业务、智能可穿戴设备业务、医药流通业务。公司2018年的财务报告显示：医疗信息服务营收1.51亿元，同比增长19.96%，占营业收入的32.93%。朗玛信息全资子公司启生信息是国内较早一批进入医疗健康信息服务领域的互联网企业。启生信息以39健康网为核心，以“优质医疗的放大器和连接器”为发展定位，向广大用户提供优质的医疗健康信息服务。

2.朗玛信息互联网医疗产业布局及商业模式的优势分析

（1）拥有全球最大的垂直健康门户网站39健康网。39健康网于2000年3月9日正式开通，是中国规模巨大、拥有丰富内容与庞大用户的健康网站。收购39健康网，是朗玛信息互联网医疗战略布局中至关重要的一步。39健康网庞大的用户数据，使朗玛信息获得了移动医疗大数据入口。

（2）推出了贵州互联网医院的“贵健康”APP以及39互联网医院网络平台的“39大医生”APP。前者侧重于远程医疗常规门诊和健康管理，后者侧重于疑难重症的二次诊疗。但二者都是通过远程医疗的方式，开具电子处方，且都是通过网上视频问诊的方式，使患者直接与医生面对面沟通，属于重问诊模式。

(3)重组控股贵阳市第六人民医院。这是全国第一例由民营企业控股公立医院，参与公立医院改制的案例。控股贵阳市第六人民医院后，朗玛信息拥有了自己互联网平台的实体医院。

(4)收购医药连锁药店。通过此措施，朗玛信息可以在自己的药店中设立远程诊疗设备，实现医药结合。

(5)与贵州医管集团组建医药电商服务有限公司。通过探索医药医疗设备采购的新模式，为企业带来利润。

朗玛信息坚持以互联网、大数据等技术作为核心技术，在以互联网医疗为主导的产业推动下，通过外延式并购和业务范围的拓展，基本完成了医疗信息服务、医药流通、智能可穿戴设备等几个板块的布局，深度契合贵州省大数据发展战略，成为贵州省“互联网+医疗”的典型代表。目前朗玛信息拥有39互联网医院、“39大医生”APP等互联网医疗资源，以及贵阳市第六人民医院等实体医院资源，并且还建立了覆盖全国的主任医师资源库。“39大医生”APP拥有互联网医疗最稀缺的远程诊疗资格，具备开具电子处方资格，用户可在72小时内找到专家资源为自己远程服务。5G时代，朗玛信息还将基于云平台提供更多的业务，将全新打造“通信+医疗”发展模式。我们相信，其将成长为互联网医疗领域不可忽视的标杆性企业。

(三)我们深入调研的一个中等规模的互联网医疗企业

×××科技有限责任公司成立于2015年，是当地省级健康服务云平台唯一的运营主体，依托省政府电子政务云，以健康信息云平台为支撑，面向公众提供线上线下相结合的便民医疗健康服务及互联网医疗健康服务，致力于构建涵盖人的生命全周期、医疗服务全流程、健康产品全业态的网络医疗健康服务生态圈和产业链平台。

1.×××科技有限责任公司商业模式

该公司目前旗下有四个产品平台：全国首家省级公众健康医疗服务云平台、开放式互联网医院平台、家庭医生签约服务平台、互联网医疗服务协同平台，各平台的功能不同。

公众健康医疗服务云平台：通过“预约挂号”、“门诊全流程”及“个人健康空间”板块，为患者提供便捷就医服务。该平台已经实现全省数百家医院预约挂号接入，每月可以提供上万名医生的在线预约挂号服务。

开放式互联网医院平台：通过互联网实现包含问诊、检验检查、诊断、电子处方、第三方药品配送等服务在内的新型诊疗服务。已实现18家互联网医院上线(14家三甲医院，3家三乙医院，1家二甲专科医院)(此部分数据为调研时数据，下同)，正在与9家互联网医院对接，截至统计时共计上线281个科室，942名医生，且80%以上的医生为副主任医师及以上职称。该平台共有五大板块：(1)患者端应用，提升便捷的问诊渠道、多元化服务、完整的线上问诊服务流程；(2)医生端应用，统一便捷，可提高医患交流效率；(3)第三方合作，形成药事流程闭环，提供网络专科门诊，与商业保险结算体系合作；(4)医院管理后台，监控互联网医院服务数据、服务质量、服务流程；(5)平台总后台，管理上线医院和第三方合作渠道数据。

家庭医生签约服务平台：帮助社区医生增效减负、提高技能和收入，帮助医生主动为居民提供慢病管理等医疗健康服务，对基层医生进行全职业生涯周期的教育、培训、管理。该平台是当地省政府“互联网+医疗健康”惠民重点项目，由省卫生和计划生育委员会监管。该平台基于物联网、移动互联网、大数据、云计算、人工智能等新兴信息技术，以“服务大众、便民利民、资源共享、服务协同”理念为指导，应用信息化手段聚合全省医疗卫生信息资源，打造以家庭医生签约及服务为主体，医疗、医药、医保联动的综合医疗健康服务云平台。旨在形成、“家庭—社区医院—大型医疗机构”多级响应、线上线下互动的新型医疗健康服务模式。

互联网医疗服务协同平台：打通各级医疗机构、各级科室、各级医生的切入通道，通过互联网医疗协同平台，在各级医疗机构之间建立统筹协调和分工合作机制，着力提升基层医疗机构的诊疗水平、运行效率，合理分流患者，逐步建立“基层首诊、双向转诊、急慢分治、上下联动”的分级诊疗模式。主要功能包括远程会诊、双向转诊、远程门诊等。

2.×××科技有限责任公司经营情况简介

公司介入互联网医疗之初，重点布局电子处方外流及延伸服务，并立足较为完善的平台系统，借力当地政府的大力扶持，积极推进互联网医疗。公司起步之初，无论是在平台覆盖范围，还是在和实体医院签约等方面，都取得了较为明显的先机优势。虽然细心经营了4年，但是其同绝大多数互联网公司一样进入了瓶颈期。因无法支撑，目前已经裁员50%，且情况无明显转变。

（四）我们深入调研的一个小规模的×××互联网医疗企业

1.×××科技有限责任公司情况简介

×××科技有限责任公司成立于2015年4月，是由科技部和住建部确定的智慧化健康技术研发与推广示范单位，是国家数字城市专业委员会物联网学组副组长单位，也是当地市政府重点扶持的创新型企业。公司是专业从事智能健康终端集成研发，提供互联网医疗健康云服务和运营医疗健康大数据的高科技企业，致力于构建智慧医疗健康服务生态圈，培塑大众健康人生。公司根据“健康源于良好生活习惯”的宗旨，与中国科学院、清华大学、中国人民解放军总医院（301医院）及美国硅谷智能技术研究机构等国内外30余家单位建立了协作伙伴关系，形成了强大的科研技术支撑群体。在国内率先提出了基于云平台的家庭智慧化“4P”健康管理理念，创立我国“H2H”居家服务模式。

2.×××科技有限责任公司的发展历程

2010年3月，推出拥有健康监护数字化终端的第一代产品。

2015年4月，推出拥有智能健康管理集成终端第五代产品；公司正式注册成立。

2015年9月，开始承担国家智慧城市专项试点创建任务。

2016年5月，建立健康医疗大数据实验室；与清华大学健康医疗大数据应用研究实验室展开合作。

2016年10月，正式推出院外管理云平台解决方案。

2017年3月，在昆明、贵阳、成都、重庆、武汉、南宁、西安等城市设立分支机构。

2018年3月，ZCAREU商标通过国家工商总局商标局注册审批。

2019年4月，携手环重医生创新态圈产业链，共建新型医疗产业链。

3.×××科技有限责任公司商业模式

公司运用物联网、云计算和大数据等信息技术，自主创新研发了集多种健康服务功能于一体的居家“一健保”、社区“健康岛”等智慧化健康综合管理平台，以及“云血压”“云血糖”“云药盒”等系列移动式智慧化健康设备，搭建了国内首个以家庭为单元的健康大数据云平台，并启动了居家式智慧健康服务机器人项目。

公司立足实体医院，帮助其搭建互联网医疗健康服务平台，形成覆盖就医辅助、远程医疗、院后随访、线上复诊咨询、慢病管理、健康管理、线上支付、药品配送等服务的闭环，有效落地分级诊疗，推动医疗服务模式的转型升级。公司以移动互联网、物联网为载体，深度整合院内院外信息，实现覆盖院前、院中和院后，线上和线下服务相结合的医疗体系，为居民提供集预防、诊疗、康复和健康管理于一体的互联网医疗健康服务平台。

院外管理云平台打通医养康护最后一公里，开创了“H2H”健康管理云服务新模式，将“云、大、物、移、智”等新一代信息技术与医疗健康服务融合，助推医疗服务模式转型升级，实现以疾病治疗为中心向以居民健康为中心的转变。院外管理云平台对接单个医院信息系统，但又独立于医院信息系统，这就打通了院内院外信息，形成了每个居民长期连续的新型健康档案，为居民个人健康信息共享利用提供了有力支撑。院外管理云平台通过建立远程医疗和业务协同服务体系，构建医联体、健联体，以组合式医生签约服务、专家在线联合门诊、远程联合病房、远程查房、远程教育等多种形式，让优质医疗服务资源有效下沉到基层。同时结合医疗的人工智能技术，快速提升基层医疗水平和服务能力，让居民获得优质的医疗健康服务。

院外管理云平台与很多云平台的建设方式不同，其可以为每家医疗机构搭建专属的“互联网+医疗健康”服务云平台，同时为居民提供个人健康档案云存储服务，整合电子病历和院外健康监测数据（如疾病康复信息、健康指标信息、生活习惯信息等），居民自己可以随时存取和授权共享。

院外管理平台实现应用模式全覆盖，包括家庭医生签约服务、就医服务、院间业务协同、院后管理、健康管理等系统和智能健康管理终端，可根据不同客户类型进行产品组合应用，其中典型的应用模式如下：

独立医院应用模式：提供院前预约诊疗、智能导诊，院中诊间结算、移动支付、智能宣教、报告查询，院后智能随访、复诊提醒、线上复诊等服务。提升患者就医体验，提高复诊复检率，拓展医生执业空间。

医联体应用模式：在独立医院的应用模式基础上，增强院间业务协同，提供联合病区管理、远程门诊、远程查房、远程协诊、远程教育等服务。增加医联体之间的黏性，放大专家资源价值，优化资源调配。

医共体应用模式：在医联体模式基础上，开展组合式医生团队签约服务，提供精准签约、健康随访、健康宣教、康复管理等服务。扩大家庭医生签约服务外延，增强居民获得感；优化区域医疗卫生资源，落地分级诊疗；实现以疾病治疗为中心向以居民健康为中心的转变。

健康管理模式：在上述基础上可依托第三方健康管理机构，通过“一键保”对慢病人群、亚健康人群和特殊人群，进行居家健康监测、健康评估、健康干预等个性化健康管理服务，提高居民的健康水平，降低疾病风险。

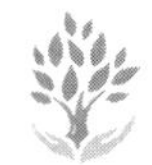

4.×××科技有限责任公司经营现状

公司在成立之初，立足于实体医院信息化建设和医院管理的实际需求，通过平台优化和软件技术开发等，在HIS基础之上打造院内平台产品。后来随着互联网医疗的发展，公司转向了以实体医院的实际需求为核心的互联网平台的搭建、优化和维护。目前公司主要通过软件产品销售及维护实现盈利，公司整体经营良好，近几年经济指标年均增长率达到15%，是一个较为成功的小型互联网医疗企业。

重庆市成研中心通过对我国互联网医疗行业的数据整理及资料分析，对我国互联网医疗产业的发展现状及存在的主要问题思考如下：

(1)强者恒强，中小规模企业艰难支撑。

我国互联网医疗产业在早期兴起之时，对医疗行业的特殊性缺乏深度了解，导致绝大多数企业围绕医疗核心端，形成了以轻问诊为主的经营模式，且同质化严重。在盈利模式单一的情况下，中小规模的企业大多在经历3年左右时间的探索后因资本不能持续支撑而倒闭。但以互联网巨头为代表的大型企业依靠本身雄厚的实力或在资本市场获得的大量资金，尚能在探索发展阶段活下来，并通过平台整合，有效控制资源。如微医平台通过整合形成了“微医疗、微医云、微医药、微医保”四驾马车并驾齐驱的产业链，为未来发展奠定了基础。阿里健康通过互联网医疗运行平台和监管平台的打造并依托政府部门的支持，实现了区域性互联网平台的整体构建。这种靠资本整合做大做强的平台未来可期。

(2)互联网医疗企业应有自身特色，避免同质化发展。

随着我国互联网医疗各产业链的不断完善，同质化发展趋势显然不能持续。互联网医疗企业应有自身特色产品，实现差异化发展。尤其是中小型企业，应在大平台整体融合互联的基础上，根据医疗行业的特殊需求和实体医院的实际情况，深度开发特色服务包及流程模块，并逐步占领细分市场。

(3)单项收益不稳定，多数不足以支撑人力成本。

从目前互联网医疗产业经营情况来看，绝大多数中小规模企业只有单项收益(如网流量、资金流、健康包等)，且这些收益不够稳定，多数不足以支撑人力成本。如早期中小规模互联网医疗企业期望通过(医院)处方外流实现收益。但处方外流受多种因素的影响，很难形成规模。故产生的收益微乎其微。从长远看，互联网医疗需要相关产业链高度融合，平台和实体高度协同，形成增益效应和共振效果，最终才能实现红利分享。

(4)互联网医疗产业的发展需要复合型人才。

互联网医疗产业有很多不同于其他互联网产业之处，这是由医疗行业的特殊

性和专业性决定的，以传统商品的电商模式经营互联网医疗注定是要失败的。首先互联网医疗平台产品的打造需要结合医疗行业的特点，熟知医疗行业的实际需求和行业规定，这样打造出来的产品才有市场，且风险较低。其次在市场推广方面，互联网医疗企业要有足够深的医疗技术背景，同时要与实体医院进行有效沟通，我们在调研中发现，很多平台企业在产品推广和改进升级方面缺乏有效的办法和措施，主要原因之一就是医院管理层不懂技术，企业人员不懂医疗，在产品的功能和实际需求的沟通上信息不对称。如我们调研的一家互联网平台企业，签约了的实体医院达到30余家，而真正使用产品的不到3家，双方缺乏深度沟通。所以要实现互联网医疗产业的良好发展，一定要针对医疗服务的核心，起用一批既懂得互联网技术，又熟悉医疗行业特点的复合型人才，来进行产品的打造和市场的推广。

(5)目前国有企业巨额投资互联网医疗较少。

我们在研究案例的过程中走访了部分国有企业，发现国有企业巨额投资互联网医疗较少，基本上是民营企业在投资。这其中的原因可能是：面对一个有前景但经营回报不确定的新领域，“试错”会造成国有资产的流失。

二、对互联网医疗商业模式的成本支撑逻辑的初步探讨

我国互联网医疗产业起步较晚，但随着政策利好的推动，社会资本开始大量进入互联网医疗行业。2014年我国互联网医疗产业迎来了爆发期，创业企业层出不穷，一年多的时间就出现1100多家互联网医疗企业，但随后大量企业陷入了“烧钱”的怪圈。中商产业研究院数据显示，2011年互联网医疗融资额约20亿美元，投资机构约315家；2014年，融资额为70亿美元，投资机构为602家；2016年，融资额降到39亿美元。有投资者称，截至2017年约有4000家公司倒闭，到2018年幸存下来不足50家，活下来的也过得艰难。从目前整体情况看，我国早期涉入互联网医疗的企业，平均投入4000万元，平均存活不到3年。

2017年，国家卫生计生委办公厅发布《互联网诊疗管理办法(试行)(征求意见稿)》和《关于推进互联网医疗服务发展的意见(征求意见稿)》，互联网医疗市场进入了从严监管的状态。2018年，国务院出台的《国务院办公厅关于促进“互联网+医疗健康”发展的意见》，给互联网医疗企业的发展提供了政策支撑。但其要取得成功还需要在商业模式等方面做进一步探索。即便平安集团采用“扶上马，送一程”的策略，令平安好医生在成立仅4年的情况下，弯道超车，率先在丁香园、春雨医生、微医、好大夫之前，完成IPO(首次公开募股)上市。但实际上“流血”上市的

平安好医生，也没有达到预期的成功。2018年5月4日平安好医生在港交所挂牌上市，发行价为54.8港元，第二天就跌破发行价。在“重金融，轻科技”的港股市场，科技股并不吃香。平安好医生持续走弱，本身也并不让人意外。加之3年亏损20亿元的业绩，令香港市场对这只互联网医疗“科技独角兽”更加谨慎。

前瞻产业研究院预测，未来互联网医疗市场规模增速将维持在40%左右，到2020年我国互联网医疗市场规模有望达到900亿元。根据弗若斯特沙利文的报告，2012—2016年，我国互联网医疗保持38.7%的年复合增长率，2016年已经达到109亿元的市场规模。随着我国人民医疗健康意识的日益提高，以及互联网技术的进步和我国居民收入的增加，预计至2026年我国互联网医疗市场仍将保持高速增长的态势。根据弗若斯特沙利文的预测，2016—2026年我国互联网医疗的年复合增长率将维持在33.6%的水平，2026年将达到近2000亿元的市场规模。但是自2014年资本热烈“拥抱”医疗市场到现在，这些平台依然大多停留在在线问诊、预约挂号等基础服务上，无法触及诊疗这一医疗核心问题。这不仅没有切实解决患者的看病问题，也无法为医生群体带来收入上的改善。如今，轻资产运营的互联网医疗绕了一个大圈，开始重新启动重资产模式回归线下。互联网医疗平台开始纷纷整合线上、线下资源，打造全流程医疗服务，借助人工智能和大数据等尖端科技，在互联网医院领域发力。

成研中心对近几年我国互联网医疗行业的商业模式及经营现状进行了调研和分析，初步探讨了我国现阶段互联网医疗产业失败的原因及未来可能支撑发展的逻辑，希望能为我国互联网医疗产业的未来发展提供参考借鉴。

（一）失败原因探讨

我们通过调研分析发现，我国互联网医疗产业最初多以在线问诊为主要切入点，试图通过互联网平台电商模式颠覆原有的医疗模式。但由于医疗行业的特殊性，在诸多不确定因素的影响下，很多企业最终失败了，其失败的主要因素有以下几个方面：

1.政策环境层面

随着我国医疗行业信息化建设的不断推进和完善以及互联网技术的不断发展和应用，互联网医疗时代的到来是大势所趋。但我国互联网医疗在较短时间内被大量社会资本追捧，主要还是源于政策利好的推动。其实无论在政策跟进还是在医疗环境方面，发展互联网医疗的各项准备工作都很不充分。而进入的资本更多是尝试性的。经过几年的探索，最终因盈利模式缺失导致成本不能支撑而“伤心离场”是目前绝大多数互联网医疗企业的结局。

我们对2014年以来的一系列互联网医疗相关政策进行了梳理，可以看到我国互联网医疗行业至2019年从兴起到沉寂再到发展的历程。

2014年8月21日，《卫生计生委关于推进医疗机构远程医疗服务的意见》发布。其要求地方各级卫生计生行政部门要将发展远程医疗服务作为优化医疗资源配置、实现优质医疗资源下沉、建立分级诊疗制度和解决群众看病就医问题的重要手段积极推进。将远程医疗服务体系建设纳入区域卫生规划和医疗机构设置规划，积极协调同级财政部门为远程医疗服务的发展提供相应的资金支持和经费保障，协调发展改革、物价、人力资源、社会保障等相关部门，为远程医疗服务的发展营造适宜的政策环境。鼓励各地探索建立基于区域人口健康信息平台的远程医疗服务平台。其还明确了远程医疗服务项目包括：远程病理诊断、远程医学影像（含影像、超声、核医学、心电图、肌电图、脑电图等）诊断、远程监护、远程会诊、远程门诊、远程病例讨论及省级以上卫生计生行政部门规定的其他项目。此外，医疗机构具备与所开展远程医疗服务相适应的诊疗科目及相应的人员、技术、设备、设施条件，可以开展远程医疗服务，并指定专门部门或者人员负责远程医疗服务仪器、设备、设施、信息系统的定期检测、登记、维护、改造、升级，确保远程医疗服务系统硬件和软件处于正常运行状态，符合远程医疗等相关卫生信息标准和信息安全的规定，满足医疗机构开展远程医疗服务的需要。

2015年1月15日，《国家发展改革委办公厅 国家卫生计生委办公厅关于同意在宁夏、云南等5省区开展远程医疗政策试点工作的通知》颁布。其明确了省院合作远程医疗政策试点工作实施要点，要求各试点省区人民政府要支持省院合作远程医疗政策试点工作，在政策、资金等方面加大支持力度，及时总结宣传试点经验，为在全国推广应用远程医疗提供实践基础和经验借鉴。同时，各试点省区要在远程医疗的操作规范、责任认定、激励机制、服务收费、费用报销等方面，研究制定适用于远程医疗发展的相关政策、机制、法规和标准，探索市场化的远程医疗服务模式和运营机制。

2015年3月6日，国务院办公厅印发《全国医疗卫生服务体系规划纲要（2015—2020年）》，其中提到要积极应用移动互联网、物联网、云计算、可穿戴设备等新技术，推动惠及全民的健康信息服务和智慧医疗服务，推动健康大数据的应用，逐步转变服务模式，提高服务能力和管理水平；全面建成互联互通的国家、省、市、县四级人口健康信息平台，实现公共卫生、计划生育、医疗服务、医疗保障、药品供应、综合管理等六大业务应用系统的互联互通和业务协同；积极推动移动互联网、远程医疗服务等发展。

2015年7月4日，《国务院关于积极推进“互联网+”行动的指导意见》，提到在健康医疗、教育、交通等民生领域互联网应用要更加丰富，公共服务更加多元，线上线下结合更加紧密；要加快发展基于互联网的医疗、健康、养老、教育、旅游、社会保障等新兴服务，创新政府服务模式，提升政府科学决策能力和管理水平。

2015年9月11日，《国务院办公厅关于推进分级诊疗制度建设的指导意见》，要求提升远程医疗服务能力，利用信息化手段促进医疗资源纵向流动，提高优质医疗资源可及性和医疗服务整体效率，鼓励二、三级医院向基层医疗卫生机构提供远程会诊、远程病理诊断、远程影像诊断、远程心电图诊断、远程培训等服务，鼓励有条件的地方探索“基层检查、上级诊断”的有效模式。促进跨地域、跨机构就诊信息共享。发展基于互联网的医疗卫生服务，充分发挥互联网、大数据等信息技术手段在分级诊疗中的作用。

2016年4月26日，国务院办公厅印发《深化医药卫生体制改革2016年重点工作任务》，要求选择具备条件的地区和领域先行推进健康医疗大数据应用试点，整合健康管理及医疗信息资源，推动预约诊疗、线上支付、在线随访以及检查检验结果在线查询等服务，积极发展远程医疗、疾病管理、药事服务等业务应用。

2016年6月24日，《国务院办公厅关于促进和规范健康医疗大数据应用发展的指导意见》中提到，要大力推动政府健康医疗信息系统和公众健康医疗数据互联融合、开放共享，消除信息孤岛，积极营造促进健康医疗大数据安全规范、创新应用的发展环境，通过“互联网+健康医疗”探索服务新模式、培育发展新业态，努力建设人民满意的医疗卫生事业，为打造健康中国、全面建成小康社会和实现中华民族伟大复兴的中国梦提供有力支撑。

2016年10月25日，中共中央、国务院印发《“健康中国2030”规划纲要》，其中第六篇第十八章提到要发展健康服务新业态，积极促进健康与养老、旅游、互联网、健身休闲、食品融合，催生健康新产业、新业态、新模式，这是互联网医疗首次被提到国家战略层面。

2016年10月26日，工业和信息化部、国家发展和改革委员会、科学技术部、商务部、国家卫生和计划生育生委员会、国家食品药品监管总局共同制定了《医药工业发展规划指南》，提出大力推动“互联网+医药”，发展智慧医疗产品。

2017年1月9日，《国务院关于印发“十三五”深化医药卫生体制改革规划的通知》，要求大力推进面向基层、偏远和欠发达地区的远程医疗服务体系建设，鼓励二、三级医院向基层医疗卫生机构提供远程服务，提升远程医疗服务能力，利用信息化手段促进医疗资源纵向流动，提高优质医疗资源可及性和医疗服务整体效

率。推进大医院与基层医疗卫生机构、全科医生与专科医生的资源共享和业务协同，健全基于互联网、大数据技术的分级诊疗信息系统。

2017年1月17日，《国家卫生计生委关于印发2017年卫生计生工作要点的通知》，提到要启动“互联网+医疗”行动计划，推动网上预约、候诊提醒、自助缴费、健康档案查询等便民服务功能开通使用，通过不断提高信息化服务水平，改善患者就医体验，增强群众获得感。

2017年5月8日，国家计生委办公厅发布《互联网诊疗管理办法（试行）（征求意见稿）》和《关于推进互联网医疗服务发展的意见（征求意见稿）》，对互联网诊疗进行了规范和限制。两份征求意见稿强调远程医疗只能在医疗机构之间开展。

2017年9月29日，《国务院关于取消一批行政许可事项的决定》，取消了互联网药品交易服务企业（第三方）审批。

2017年11月2日，国家食品药品监管总局办公厅发布《总局办公厅关于加强互联网药品医疗器械交易监管工作的通知》，明确建立完善互联网药品、医疗器械交易服务企业（第三方）监管制度，按照“线上线下一致”原则，规范互联网药品、医疗器械交易行为。同时，明确国家食品药品监管总局不再受理互联网药品交易服务企业（第三方）审批的申请。

2018年4月28日，《国务院办公厅关于促进“互联网+医疗健康”发展的意见》（以下简称《意见》）颁布。《意见》鼓励“互联网+医疗健康”发展，支持互联网从医疗服务、公共卫生服务、家庭医生签约服务、药品供应保障服务、医疗保障结算服务、医学教育和科普服务、人工智能应用服务等七方面与医疗健康产品相结合。同时，强调完善“互联网+医疗健康”支撑体系，并加强行业监管和安全保障。

2018年7月，为贯彻落实党中央、国务院重大决策部署，按照《国务院办公厅关于促进“互联网+医疗健康”发展的意见》有关要求，推动实施健康中国战略，创新服务模式，提高服务效率，保障医疗质量和安全，国家卫生健康委在总结地方经验，充分座谈论证，听取有关部委、部分省市、研究机构以及互联网医疗企业的意见建议的基础上，研究制定了《互联网诊疗管理办法（试行）》、《互联网医院管理办法（试行）》和《远程医疗服务管理规范（试行）》，对互联网医疗、互联网医院和远程医疗都做了明确的规范和指引。

2018年7月12日，为加强健康医疗大数据服务管理，促进“互联网+医疗健康”发展，充分发挥健康医疗大数据作为国家重要基础性战略资源的作用，国家卫生健康委员会正式发布了《关于印发国家健康医疗大数据标准、安全和服务管理办法（试行）的通知》。该文件明确了健康医疗大数据的定义，制定办法的目的、依

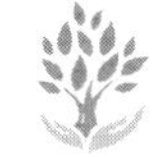

据、遵循的原则和总体思路，办法的适用范围，以及各级各类医疗卫生机构及相应应用管理单位的责任，对于统筹标准管理、落实安全责任、规范数据服务管理具有重要意义。

2018年8月22日，国家医政医管局发布了《关于进一步推进以电子病历为核心的医疗机构信息化建设工作的通知》（以下简称《通知》），《通知》提到，到2020年，三级医院要实现院内各诊疗环节信息互联互通，达到医院信息互联互通标准化成熟度测评4级水平，由院内任一部门任一终端登入，均能按照权限调阅相关诊疗环节的信息；建立紧密型医联体的，应当实现医联体内各医疗机构电子病历信息系统互联互通。《通知》主要包括以下6个部分：提高对电子病历信息化建设工作重要性的认识；建立健全电子病历信息化建设工作机制；不断加强电子病历信息化建设；充分发挥电子病历信息化作用；加强电子病历信息化水平评价；确保电子病历信息化建设运行安全。

2018年10月16日，国家卫健委制定《进一步改善医疗服务行动计划（2018—2020年）考核指标》（下称《考核指标》），就18个考核项做出了具体指标要求。《考核指标》分为针对医疗机构和针对卫生健康行政部门的两部分，针对医疗机构的考核指标中，一级指标12个，二级指标39个，合计分数100分；针对卫生健康行政部门的考核指标中，一级指标6个，二级指标15个，合计分数50分。值得注意的是，《考核指标》出现了远程医疗制度的指标，占考核总分数的8分。医疗机构为基层医疗机构或者患者提供的远程服务，包括远程会诊、远程影像、远程超声、远程心电、远程病理、远程查房、远程监护、远程培训、远程健康监测、远程健康教育等，每提供一项可得1分，直至满分。

2019年1月22日，《国家卫生健康委办公厅关于开展“互联网+护理服务”试点工作的通知》中确定北京市、天津市、上海市、江苏省、浙江省、广东省作为“互联网+护理服务”试点省份。

2019年8月30日，国家医保局发布《关于完善“互联网+”医疗服务价格和医保支付政策的指导意见》，提出符合条件的“互联网+”医疗服务可以纳入医保报销范围，以支持“互联网+”医疗服务的有序发展。

2019年9月30日，为了贯彻落实全国卫生与健康大会和《“健康中国2030”规划纲要》的部署，加快推动健康产业发展，促进形成内涵丰富、结构合理的健康产业体系，国家发展改革委、教育部、科技部、工业和信息化部、民政部、财政部、人力资源社会保障部、自然资源部、生态环境部、住房城乡建设部、商务部、文化和旅游部、国家卫生健康委、人民银行、税务总局、市场监管总局、体育总局、医疗保障局、

银保监会、中医药局、药品监管局制定了《促进健康产业高质量发展行动纲要(2019—2022年)》。其中提到，到2022年基本形成内涵丰富、结构合理的健康产业体系，优质医疗健康资源覆盖范围进一步扩大，健康产业融合度和协同性进一步增强，健康产业科技竞争力进一步提升，人才数量和质量达到更高水平，形成若干有较强影响力的健康产业集群，为健康产业成为重要的国民经济支柱性产业奠定坚实基础。围绕重点领域和关键环节实施的10项重大工程包括：优质医疗健康资源扩容工程、“互联网+医疗健康”提升工程、中医药健康服务提质工程、健康服务跨界融合工程、健康产业科技创新工程、健康保险发展深化工程、健康产业集聚发展工程、健康产业人才提升工程、健康产业营商环境优化工程、健康产业综合监管工程。

在国家开始酝酿实施“互联网+”战略时，资本市场也闻风而动。2015年《国务院关于积极推进“互联网+”行动的指导意见》出台，社会资本进入互联网医疗达到一个高峰。然而当时针对互联网医疗的具体规定和要求尚未出台，投资者更多是靠对行业预期的判断和押宝，希望能够抢占市场先机。由于缺乏具体的行业规定，互联网诊疗存在较大的医疗安全隐患，因此在2017年出台的《互联网诊疗管理办法(试行)》(征求意见稿)和《关于推进互联网医疗服务发展的意见》(征求意见稿)中明确要求，此前设置审批的“互联网医院、云医院、网络医院等”，必须按规定予以撤销，并按本办法规定重新对其互联网诊疗活动实施管理。由于前期缺乏政策的明确引导，互联网医疗企业在摸索中一直在唱独角戏，没有和实体医院深度融合对接，更没能颠覆现有的医疗模式，很多互联网医院及平台因无有效的盈利模式支撑相继关门，而撤销原有平台，重新洗牌最终成为压垮众多互联网医疗企业的最后一根稻草。2018年国家卫生健康委正式印发了《互联网诊疗管理办法(试行)》、《互联网医院管理办法(试行)》和《远程医疗服务管理规范(试行)》三个文件后，互联网医疗有了更详细政策依据及管理规范。2019年《关于完善“互联网+”医疗服务价格和医保支付政策的指导意见》出台，互联网医疗行业迎来了春天。

互联网产业从无到有是需要经历较长时间的生态培养的。互联网医疗由于其特殊性，要改变人们现有的就医习惯比较困难，社会大环境及人群接受度在短期内很难对互联网医疗业务的收入带来较大影响，大资本尚可通过平台融资等手段勉强支撑，而大多数中小企业面临倒闭就在所难免了。

2.商业模式层面

创业之初，网络流量、电子处方外流、延伸服务包被多数互联网医疗企业认为是实现盈利的三大主要途径。单纯的线上问诊单价虽低，然而在早期人们更多的

是通过互联网进行健康咨询，网上问诊习惯尚未形成，靠网络流量获得盈利几乎不可能；电子处方外流存在的问题更多，如医药行业与医疗机构长期形成的利益链无法在短期内被打破，互联网医疗的医保支付政策未落地，超过整个市场85%份额的处方药无法销售等，电子处方外流看似市场空间无限，但实际上以处方药为主的医疗处方外流极其有限；在人们就医习惯未改变之前，人们对延伸服务包的接受度很低，同时互联网医疗也缺乏行业内的具体规定及要求，如互联网医疗服务价格的确定等，再加上延伸服务需要医务人员积极参与，因缺乏合理的价值回报来调动医务人员参与的积极性，延伸服务点也未能达到预期效果。

互联网医疗在中国的突破点是在线问诊。从2014年起，春雨医生、丁香医生、1药网、好大夫在线等以在线挂号和在线问诊为主的一批互联网医疗产品走入大众的视野。以春雨医生和丁香医生为代表，又产生了两种不同的发展思路：一种是从患者端入手，一种是从医生端入手。创立于2011年7月的春雨医生是在线轻问诊模式的代表。在此模式下，春雨医生以患者为服务核心，将病人分流筛选，再进行医生资源分配，平衡大小医院之间的用户量，缓解用户"看病难"的问题。作为典型的互联网企业，春雨医生以流量为驱动，通过大量推送广告的方式获取了不少用户，也因此在短期内发展了大量的医生。据悉，大部分的医生曾在第三方平台进行过在线问诊，医生每周愿意花5小时在线上进行医患互动交流。2016年1月，春雨医生开始收取会员费。但问诊需求呈现出低频、浅层次的特点，无法支撑用户付费意愿。

与主要为满足患者看病需求的春雨医生不一样，丁香医生是为满足医生需求而生的。根据丁香园联合Kantar Health共同发布的《中国医生/患者数字化生活报告2018》，医生平均每周上网时间为29.2小时，其中16.2小时用于医学相关。整体上网时间虽与2017年持平，但用于医学相关的时长要多出0.7小时。2000年，作为社区论坛诞生的丁香园只是为了满足医生检索文献、交流学习的需求。当时的丁香园并没有商业化的运营，但随着论坛逐渐成长为全国最大的医生学术交流平台，创始人李天天从医生变成了创业者。2010年前后，凭借多年积累的医生用户，丁香园开始为医疗机构提供招聘和推广等服务，并为药企提供营销以及医药数据等方面的服务。2012年，丁香园推出丁香医生APP，开始涉足患者端服务，组织医生输出科普文章并提供药品查询、在线问诊、就医推荐等服务。不过，无论从哪一端切入，目前主流的在线问诊模式并没有给互联网医疗带来更大的突破。

尽管众多互联网医疗或互联网医院通过种种互联网方式建立了与患者、医生及实体医院的关联系，但目前仍难触及公立医院成本支撑来源核心，因此尚未找

到成本可支撑的盈利模式，大多数最终只能选择离开。诞生于2016年的腾爱医生给自己的定位是“为医生群体提供专业的互联网服务”，它不仅背靠腾讯的10多亿用户体量，还与九大医生集团达成了合作，但实际上腾爱医生将线上问诊患者导流至医疗机构的效果并不明显。2019年3月，腾讯内部孵化上线三年的腾爱医生正式关停。如果从获客的角度做在线咨询，医生付出的时间得不到对等的回报，那么他们会更倾向于与线下诊所合作，线下诊所导流的患者已经对自己的病情有所了解，对医生有信任基础，线下诊所不但可以为医生带来实打实的诊疗服务，而且对患者的帮助也切实。难以实现“实打实的诊疗服务”正是在线问诊导流效果不佳的重要原因。难以触及医疗问题核心，导流效果不尽如人意，互联网医疗企业也因此缺乏明确的盈利模式 。

3.经营管理层面

从对现有倒闭的互联网医疗公司的分析结果来看，创始人具有互联网行业标签的占其中的71%，而具有医疗背景的只占其中的7.9%。由于医疗行业的特殊性、专业性及复杂性，不能用一般的互联网商业思维来发展互联网医疗产业，如果互联网人没有对医疗行业进行深入了解，导致错误判断市场痛点，没有找到好的盈利模式，就非常容易失败。同时，医疗行业进入门槛高，是否掌握优质的医疗资源才是决定“生死”的问题。如何把握住患者真正的需求，并将需求转化成产品，这是互联网医疗企业不能忽视的问题。

（二）未来支撑互联网医疗发展的逻辑

我国互联网医疗在经历过火热又回归冷寂后，面对新的利好，已经鲜有人敢再提“互联网颠覆医疗”的宏伟愿景。客观讲就算有政策支持，想要颠覆现有的医疗格局及模式，还是有很长的路需要探索。当前由政府提供的、有社保覆盖的、非营利性的线下医疗服务，仍是我国绝大多数患者的首选。但是随着现代科技的发展，特别是信息化技术的高速发展，我们认为互联网医疗是医疗健康服务业的必然发展趋势。互联网渗透医疗行业，是互联网发展的必然结果。由于涉及线下医疗资源的问题，互联网向医疗的渗透难度较大，渗透时间较迟。互联网医疗健康发展的主要驱动力来自三个层面：

1.互联网产业的发展规律层面

互联网技术对具有大空间、低效率、多痛点、长尾特征的行业的介入，均能实现该行业的改变，这已一再被证实。互联网能为整个社会带来增值价值，主要是因为其具有两个重要特性，即连接和智能。连接具有去中介特征，智能是指在连

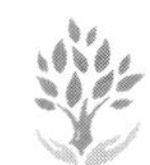

接过程中所产生的数据可以自动化输出。互联网的"连接"功能成了商业模式的核心:人与人的连接成就了腾讯,人与信息的连接成就了百度,人与商品的连接造就了阿里巴巴,人与服务的连接成就了大众点评。互联网对"大空间、低效率、多痛点、长尾特征"行业的渗透,就是通过高效"连接",提高了行业的运行效率,从而带来增量价值。

医疗服务行业是典型的"大空间、低效率、长尾特征"行业,我国的医疗服务行业不论从患者、医生角度还是从医院角度看,都极多痛点。对患者来说,看病难、看病贵的问题长时期得不到解决;院内服务质量低,院外无人跟踪病情的问题凸显。医生则面临着医患关系紧张、工作强度大、收入低、风险高的现状。对于医院来说,一方面三甲医院超负荷运营,被迫扩张,管理难度加大;而另一方面其他医院门可罗雀,医疗资源大幅浪费。所以从互联网技术的特点来看,互联网医疗未来发展可期。

2.产业结构及市场预期层面

我国互联网医疗经过前几年快速的发展和不断探索,目前已经整合了移动医疗服务商、医疗设备制造商、IT巨头、风险资本、移动运营商、应用开发商、数据公司和保险企业等众多参与者,形成了以在线医疗和可穿戴设备为主的产业格局,同时也催生了以健康服务为核心的系列产业链,如具有巨大市场空间的医药电商产业、刚刚起步的互联网商业保险产业、基于医疗大数据的人工智能产业等。随着系列产业结构的诞生和完善,互联网医疗将会真正地改变现有医疗模式及人们的就医习惯,甚至使构建全新的医疗服务模式成为可能。

虽然我国互联网医疗起步较晚,但凭借医疗行业庞大的规模和需求,其市场规模发展十分迅速。前瞻产业研究院的数据显示,互联网医疗市场规模从2009年的2亿元激增至2017年的325亿元,复合增速高达89%。目前互联网医疗产业链已逐步成形,互联网企业已从流量争夺阶段进入到了医疗资源扩张的比拼阶段。医疗刚性需求的不断扩大,更多优质细分服务的出现,以及用户对于健康管理意识的增强,促使互联网医疗快速发展。照这样的发展态势,2020年,我国互联网医疗市场规模有望达到900亿元,创下互联网医疗行业的新纪录。

3.战略推进和政策跟进层面

从国家层面健全"互联网+医疗健康"服务体系:鼓励用互联网技术构建诊疗全流程的线上线下一体化服务,允许实体医院注册互联网医院作为其第二主体,开展远程医疗、远程会诊与健康咨询等业务,推进分级诊疗体系建设;完善"互联网+"药品供应保障服务,对常见病与慢性病等开具电子处方并由线下第三方机构配送,推

进医药分离;推进个人医疗保障数据联通共享、异地医保结算等服务。

从国家战略层面来说,继续推进落地系列政策,实现医药电商的规范运行,保障互联网平台电子处方的广泛应用,并完善互联网医疗的医疗保险支付及商业保险介入的政策措施,是未来互联网医疗发展的重中之重。实现平台和实体医院的利益共享,带动以医疗为核心的系列产业的规范发展,是未来互联网医疗发展盈利模式得以形成的重要逻辑支撑。

4.商业模式和盈利模式层面

互联网医疗不能简单地理解为医疗加互联网,而是要以互联网的思维去重新定义医疗服务,改造医疗服务。互联网医疗的商业模式带有医疗及互联网的双重属性,既要体现用户至上、体验为王、快速迭代、平台开放、长尾营销、全产业生态、O2O等互联网思维,又要体现出医疗服务的本质。由于互联网思维的泛化以及对医疗服务社会价值认识的固化,患者普遍不愿从自己的口袋里掏钱为互联网医疗付费,所以互联网医疗的商业化面临着市场挑战,其商业模式是互联网医疗迈向成功的极为重要的因素,而成功的商业模式必然建立在两者深度融合的基础之上。

从互联网医疗的供需关系来看,医疗专业人士(包括医生、护士、药师等)是医疗服务的提供方;医疗机构(包括医院、社康中心、诊所等)既是医疗服务的提供方,又是互联网医疗平台的需求方;医疗服务受众群体(包括普通大众、患者、特殊群体等)是医疗服务的需求方。我们认为,要从互联网医疗供需双方的实际需求出发进行商业模式的设计和运行,才能逐步建立有效的商业盈利模式。

对于医生来说,提高医疗服务质量,同时提升临床医疗水平是其重要需求,所以辅助诊疗、科研平台、数据收集助手、医生社区等医生端产品对医生具有一定的吸引力。另外,增加收入、匹配患者也是医生的需求,一些在线医疗服务付费平台、医患沟通平台对医生了解患者流量、增加收入等都有一定的帮助。互联网医疗企业可根据医师需求开发医生端产品,如临床辅助、患者管理、医生社区、网络诊室、品牌推广、医生教育、网络会诊等方面的产品。目前具有代表性的产品如丁香医生、杏仁医生、医联等,其商业盈利模式主要有向药企收费、向医生收费两种。向药企收费的价值主张依据是:互联网医疗平台上患者的用药数据、诊断数据可以为药企提供增值服务;帮助药企进行药品研发、市场策略优化;进行市场营销推广,帮助药企提升品牌及扩大市场。向医生收费的价值主张依据是:帮助医生实现价值增值,如帮助医生提高临床诊疗水平,帮助医生获得额外的增值收入,提升医生的品牌知名度,为医生带来患者流量等。

对于医院来说，利用信息化系统提高医务人员的工作效率，从而提升医院的运转效率，减少患者在医院的逗留时间，从而减轻流量压力是医院迫切的需求；另外，通过互联网连接入院前、就诊后的患者，为其提供更完善的服务，从而提高患者就医满意度也是医院追求的目标。所以医院移动挂号、缴费、远程医疗、随访等互联网医疗工具对医院具有价值。围绕医院需求开发医院端产品，这类产品主要以医院为主体，构建医院互联网医疗服务平台，连接医院与患者；通过医院远程会诊平台、移动医疗平台，连接医院与其他医疗机构。代表性产品有金蝶移动互联网医院、浙一互联网医院、广东省网络医院等。商业模式主要有向第三方（银行）收费、向医院收费两种。向第三方（银行）收费的价值主张依据是：医院互联网医疗平台帮助银行获得医院的金融资源，并且占据“互联网医疗+金融”入口，带来线上资金流水。向医院收费的价值主张依据是：医院远程会诊或移动医疗平台可以帮助医院提高医疗服务质量与效率。

对于大众患者来说，他们数量大，对互联网医疗的需求各异，但他们的核心需求是改善其健康状况，方便安全地解决病痛问题。如果病情比较轻，可以进行互联网轻问诊，送药上门最好了；如果病情比较重，需要去医院，互联网医疗能够帮助其找到目标医院、医生，并且完成在线预约挂号，在线缴费，诊后与医生沟通交流。另外还可以在互联网平台上学习相关健康与疾病知识。围绕患者需求打造的患者端产品种类众多，大致可分为专业细分类和综合类两大类，主要有在线问诊、预约挂号、寻医问药、医药电商、慢病管理、医美平台、健康教育等，代表性产品如春雨医生、健客网、微糖、微医等。功能方向的多样性也决定了患者端产品商业模式的多样性，其主要商业模式有向广告主收费、向商业保险企业收费、向患者收费三种。向广告主收费的价值主张依据是：利用平台PV、UV等指标反映的流量优势，帮助医药、智能硬件、医院或其他广告主打广告，带来品牌效应及流量转化营销，主要计费方式有CPC（按点击付费）、CPA（按行为付费）、CPM（按展示付费）、CPS（按销售付费）等。向商业保险企业收费的价值主张依据是：面向患者的互联网医疗产品在合适场景植入用户可能感兴趣的商业健康险，通过精准营销，帮助商业保险企业降低费用，增加保险销售额；另外有些互联网医疗平台可以收集到一定数量与一定质量的用户健康数据，脱敏后提供给商业保险企业，使其能以此优化健康险产品的定价与设计，实现数据增值。向患者收费的价值主张依据是：这种直接收费模式基本是建立在产品的免费服务基础之上的，能为患者提供增值服务，使其获得比免费更多、更好的服务。如在线专家问诊医疗为患者提供优质的服务，包括了让患者获得额外的药品、保险、私人医生会员服务等。

医疗是互联网医疗的本质，也是互联网医疗商业模式的基础，互联网思维下的商业模式是否适合互联网医疗，需要做理性分析。互联网医疗常见的盈利模式有：流量变现、佣金分成、免费增值、收费服务、数据开发等。

流量变现：主要指互联网医疗综合平台利用用户流量进行广告与平台导流变现。广告是移动互联网平台常规的变现方式之一，其主要是通过CPC、CPM、CPA等广告计费方式变现。平台导流，主要是帮助医疗机构或医生个人提高触达率，获得为用户提供医疗服务的机会。

佣金分成：主要是向合作伙伴提供服务，收取中介费用。一些综合性的互联网医疗平台向用户提供在线药品交易功能或为医患牵线搭桥，从而获得佣金收入。如医药电商平台向药企收取一定的销售佣金，医患付费平台向医生收取一定比例的问诊费等。

免费增值：免费增值是互联网惯用的商业模式，该模式利用基础免费服务吸引用户，提供一些增值服务发展付费用户。采用这种商业模式的互联网医疗平台项目包括移动挂号缴费、在线咨询问诊、院外康复随访、健康教育与管理等。如：在线咨询问诊，用户免费咨询只能等待系统自动分配医生回答，如果用户想要指定医生则需要付费；健康教育直播，用户可以免费试听一部分内容，如果想听更多，则需要付费。

收费服务：收费服务互联网医疗平台针对付费用户群体，实行医生会员制、用户会员制，为其提供的更加优质的服务。如将医生加入医疗责任险计划、提供用户雇佣私人医生终生服务等。

数据开发：数据开发收费对象一般不是用户本身，而是产业供应链的上下游。例如，互联网医疗细分领域高质量的医药数据可以帮助上游药企改进药品销售策略，甚至进行差异化的数据营销。

医疗资源的核心是医生，目前国内的医疗资源依然稀缺，绝大多数医生仍旧被牢牢束缚在实体医院的高墙之内。互联网医疗企业面临的核心问题是如何撬动医生资源，或者进行医生资源积累，具备获取传统医疗资源的行业能力。打破医院围墙，激发医生参与热情，是互联网医疗发展的关键。随着国家对互联网医疗的推进，相关政策壁垒的逐步打开，“付费—服务”模式的逐步形成，互联网医疗将会开启良好互动的生态循环，不断满足利益相关者的需求。

5. 医改导向和内生动力层面

围绕我国医疗行业的诸多痛点问题，国家医疗体制改革不断深化，各项改革措施不断实施，促进了我国互联网医疗的不断创新发展。2018年，国务院办公厅

印发《深化医药卫生体制改革2018年下半年重点工作任务》(以下简称《工作任务》),围绕5项基本医疗卫生制度,坚持医疗、医保、医药三医联动,突出体现了在新形势、新挑战下改革的创新思路,有助于推动医改向精细化、制度化发展。

为加快优质医疗资源上下联动,《工作任务》提出有序推进分级诊疗制度建设,包括进一步规范医疗联合体建设和发展,完善医疗联合体建设和分级诊疗考核;推进家庭医生签约服务,完善激励机制,优先做好重点人群签约服务,做实做细服务等内容。从目前来看,互联网医疗是推动实现分级诊疗的有效手段,而随着分级诊疗及远程诊疗的不断扩展,互联网医疗将会给人们的就医习惯和医疗服务模式带来根本改变。

在建立健全现代医院管理制度方面,《工作任务》明确提出要深化医疗服务价格改革。加快建立以成本和收入结构变化为基础、及时灵活的价格动态调整机制,通过规范诊疗行为,降低药品、医用耗材等费用腾出空间,优化调整医疗服务价格。允许地方采取适当方式有效体现药事服务价值。公立医院药品耗材的政策性管控,必将极大促进网络处方外流,给公立医院的医务人员参与互联网医疗的发展带来动力和条件,医务人员的主动参与也将是互联网医疗的最大的内生动力。

在完善全民医保制度方面,《工作任务》提出,提高基本医保和大病保险保障水平,居民基本医保人均财政补助标准再增加40元,一半用于大病保险;同步提高个人缴费标准;在全国全面推开按病种付费改革,统筹基本医保和大病保险,逐步扩大按病种付费的病种数量等。对于人民群众高度关注的药品供应保障问题,《工作任务》强调,要配合抗癌药降税政策,推进各省(自治区、直辖市)开展医保目录内抗癌药集中采购,对医保目录外的独家抗癌药推进医保准入谈判。开展国家药品集中采购试点,明显降低药品价格。互联网诊疗纳入医保支付的政策落地,彻底解决了互联网医疗最大的瓶颈问题,为互联网医疗的发展注入了强大的动力。

6.科技发展和产品升级层面

近年来,医疗大健康产业发展势头迅猛,各种新技术、新模式、新业态层出不穷,从国家层面到医药行业、学术界乃至投资界都非常看好大健康产业的发展,行业发展的大环境非常好。随着5G时代的到来,信息产业遇到了前所未有的历史性机遇,基础设施建设将会有质的飞跃,毫无疑问,医疗健康行业也必将会加快数字化转型的步伐,拥抱数字时代的到来。随着中国正式发放5G商用牌照,5G技术开始走进人们的生活。有了5G"加持",医疗服务将发生哪些变化?2019年在山

东省青岛市举行的博鳌亚洲论坛全球健康论坛大会上，“5G+医疗”成为热议的话题。从专家描绘的图景中人们看到，5G技术将大大提高医疗服务的整体效能，推动健康服务体系发展和模式重构，深刻改变人们的就医体验。

2019年是我国5G商用元年，5G通信技术的“大带宽，低时延，高可靠”等优势，将有效助力医学服务的数字化、移动化、远程化、智能化。2019年9月4日，在国家卫生健康委指导下，由中日友好医院、国家远程医疗与互联网医学中心和国家基层远程医疗发展指导中心牵头，全国30余家省部级医院、中国医学装备协会、三大运营商（中国电信、中国移动、中国联通）和华为公司在中日友好医院联合启动了《基于5G技术的医院网络建设标准》（以下简称《标准》）的制定工作。国家卫健委会医政医管局副局长焦雅辉认为，医疗作为一种科学，需要通过规则来提供高质量的服务，行稳致远。“如果5G+医疗在实践应用的摸索中能产出并成为中国医疗的标准，甚至成为国际标准，将会成为我们的骄傲。”据华为公司战略部总裁张文林介绍，2016年华为就启动了在5G+医疗方面的探索和研究。华为联合产业合作伙伴，基于华为5G室内解决方案，已经构建了上百家5G+医疗的示范点，诸如远程会诊（包括MDT多学科会诊）、远程门诊、远程影像诊断、远程心电诊断、远程超声、远程培训的医疗业务已经可以落地商用。《标准》的制定将加快医疗健康行业的数字化，在促进规模效应的同时保障质量和安全，最终将提升医疗健康行业的技术和服务，促进智慧医院、健康中国的发展。（相关资料来源于2019年9月6日人民网《基于5G技术的医院网络建设标准》）

在大数据和云计算时代，人工智能技术产品的不断创新升级，将会使互联网医疗颠覆现有的医疗模式成为可能，给未来互联网医疗注入无限的想象空间。当前人工智能在医学领域的应用已经越来越广泛，主要有以下几方面：(1)人工智能辅助机器人手术。机器人辅助手术被认为是“微创”手术，可让患者避免大切口手术的痛苦。通过人工智能，机器人可以对过去操作过的数据进行分析，得出新的手术方案，同时可以减少病人的住院时间。(2)虚拟护理助理，即通过人工智能开发的护理助理，可以为患者提供全天候的服务，监控患者并为其提供快速的帮助。从与患者的互动到指导患者进行最有效的护理，虚拟护理助理每年可为医疗保健行业节省200亿美元。此外，虚拟护理助理还被应用于与患者之间的定期沟通，防止患者再次不必要的就诊。(3)帮助医生进行临床判断或诊断。不可否认，使用人工智能进行临床诊断尚处于起步阶段，但使用人工智能进行智能导诊服务已越来越多。斯坦福大学一项研究测试了一种人工智能算法来帮助皮肤科医生检测皮肤癌；一个丹麦的AI软件公司通过算法分析一个人的说话，进而分析他的

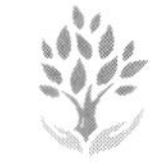

心脏情况，成功率为93%，而人类的成功率仅有73%；百度研究最近宣布，其深度学习算法的早期测试结果表明，在识别乳腺癌转移情况时，人工智能胜过人类。(4)自动化管理任务。AI可以协助医生进行自动化管理，帮助医生或护士节省时间。其中的语音到文本转录等技术可以帮助医生进行测试、开药、编写图标说明等。使用AI进行自动化管理的一个例子是克利夫兰诊所(Cleveland Clinic)，它使用了IBM的Watson(沃森)，Watson可以帮助医生使用自然语言处理分析数千份医学论文，得出适合的治疗计划，提供个性化和更有效的治疗方法。

我们认为，以流量为核心逻辑的互联网医疗其实还未涉足医疗的核心，互联网医疗若不能解决医疗实际问题，其商业模式将面临极大挑战。在这个逻辑下，包括德联在内的资本都投资了AI领域，寄望AI可以助力互联网医疗。阿里云健康事业部的总经理唐超认为，从互联网医疗的发展来看，其与人工智能的结合是水到渠成的。实际上，随着大数据、人工智能等创新技术的出现，已完成数据积累的互联网医疗头部企业也正在迈入智能医疗赛道。人工智能为医疗行业提供了新的向心力，也为互联网医疗、传统医疗机构、医疗周边产业、投资者等带来了协作的新基础，是未来互联网医疗深度发展成本支撑的逻辑所在。

第三章　我国互联网医疗未来发展趋势展望

CHAPTER 3

导读

我国互联网医疗的曲折发展历程，使一些创业者及投资资本望而却步。但无论是从国家战略定位还是从行业发展预期来看，互联网医疗是我国未来医疗行业的发展方向已经毋庸置疑。只不过互联网医疗行业需要从过去的失败中吸取经验教训，行业重新洗牌在所难免，但整个互联网医疗产业的发展路径及趋势日益清晰。特别是新一代通信技术(5G)的应用和人工智能的发展，加速了细分行业的不断深化和大平台的高效整合，使互联网医疗各产业端高度融合互联，将逐步实现智慧医疗模式，最终构建起我国未来在DRGs(疾病诊断相关分类)支付体系下，以整合医疗模式为主体的价值医疗的新格局。

 第一节　我国互联网医疗的未来发展趋势

我国互联网医疗在经过了过山车式的探索发展后，无论是行业本身还是涉足行业的资本都逐步有了较为清晰的路线图和预期。特别是在“健康中国”及“互联网+”的战略推动下，互联网医疗正在逐步破解当前我国医疗行业的诸多痛点，有效缓解医患之间的信息不对称问题，减少资源浪费，优化用户体验，增强优质医疗资源的可及性。尽管我国互联网医疗行业发展还有很多亟待解决的问题，但我们相信，随着互联网医疗的不断推进发展，相关瓶颈将会逐步被突破，技术将会更加成熟，商业模式将会逐步完善，最终将会重新构建成一个“医生+患者+移动医疗+医药电商+智能终端+保险支付”的全新的、高效的生态体系，这也是未来我国互联网医疗的发展趋势。

2020年爆发的新型冠状病毒肺炎对互联网医疗行业的发展起到了催化作用。疫情之下，互联网医疗行业及平台的活性与参与度明显提升，其自身的优越性得到充分展示，行业机遇凸显。如：丁香园通过平台进行确诊病例数据统计，实时追踪疫情；各互联网医疗企业先后上线了“新冠肺炎义诊平台”“心理援助平台”

“远程看护平台”等；1药网、叮当快药、阿里健康、京东健康等平台保障了防疫用品、慢病用药、个人防护用品等的供应。在这个过程中，互联网医疗不仅通过信息的透明度和物资的提供，缓解了一部分患者的恐慌情绪，解决了部分线下物资紧张的难题，并且对慢病和常见病的咨询也提供了保障(如图3-1所示)。

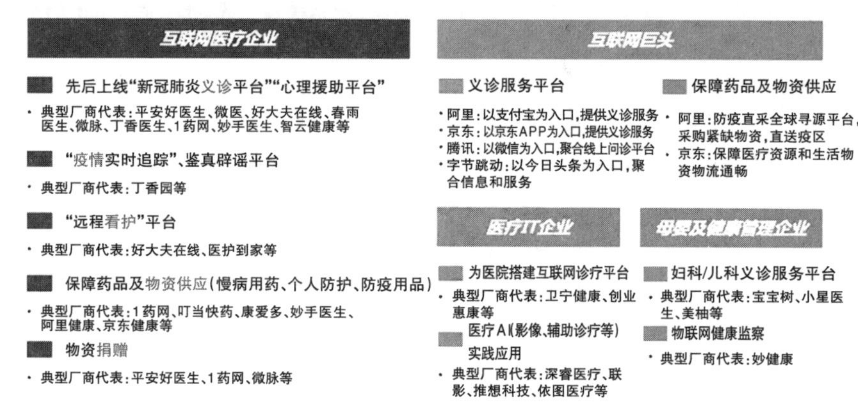

图3-1　疫情下互联网医疗企业平台运作情况(资料来源:易观医疗健康行研究中心)

易观数据统计显示:疫情下的互联网医疗的用户端明显活跃，原本春节是互联网医疗行业的淡季，但因为疫情的原因，医药电商的日活(日均活跃用户数量)飙升了至少20%，平均增长达到了5%左右，很多平台快速积累了一部分年轻用户。各主流医疗企业、互联网企业各显神通，很多新技术也大量试水应用。比如：腾讯推出了图片识别系统，利用红外成像检测发热患者、智能读片诊断肺部疾病；阿里巴巴达摩院推出了智能疫情机器人；很多医院也快速上线了一些机器人，进行物资的无人配送。医院原本对这些技术是存在顾虑的，但是疫情缩短了技术验证的时间，使之得以更快落地实践。

易观认为在抗击疫情之下，互联网医疗和医药行业发生了三个变化，这些变化将快速发酵，成为行业的新机遇。(1)新用户出现。C端，线上问诊和购药习惯进一步巩固，义诊成为获得新用户的机遇，触达健康人群；B端，纯质平台的品牌认知度提升，运营能力、资源调配及整合能力受到肯定，赢得更多的合作机会。(2)线下成为新入口。一方面，医疗服务板块成为头部企业标配，头部企业将医疗服务产品嵌入企业产经中，以服务创造互动，从而增强用户黏性；另一方面，线下实体医院、药店等，积极拥抱数字化发展，将其线下用户转化为线上用户。(3)新服务得以试水。在政策的推动下，医院正在搭建远程诊疗平台，远程就医和健康指导将成为未来医院的标配；AI辅助诊疗、远程指导和诊断、远程监护等模式也将进一步得到应用。

围绕健康医疗服务核心的全产业链的升级是未来我国互联网医疗发展的总体趋势。互联网医疗要构建全新的医疗模式，首先需要立足医疗服务核心逐步形成完整的产业链体系。尽管互联网医疗在起步阶段主要围绕医师端及患者端进行平台打造，但在新医改大幕开启的大背景下，医疗平台、医药电商、医保支付、健康管理、智能终端、数据共享以及整个大健康领域的“触网”探索，将会逐步构建起完整的医疗体系，并将在发展过程中不断迎来产品升级，带来巨大的市场和商机。

资本市场并购整合是互联网医疗产业未来发展的趋势之一。在涉入互联网医疗产业之初，在相关政策及市场不明确的情况下，各企业曾以抢占市场先机的心态纷纷布局，思路高度统一，平台同质化严重，几乎80%的互联网医疗平台均以轻问诊的模式运作。随着行业的发展，资本实力参差不齐的企业已经在成长的路上急剧分化。从行业及市场发展角度来看，互联网医疗行业会掀起一轮横向整合、并购风潮。资本巨头的进入将从另一个层面极大地促进整个市场的发展，完成对行业更深层次的渗透。

打造差异化的服务平台产品是互联网医疗产业未来的发展趋势之二。目前互联网医疗平台功能同质化严重，如何利用互联网平台的优势，准确定位用户，在满足用户健康刚需的基础上提供个性化服务，是改变同质化，实现差异化发展的重要举措。随着人们对自身健康重视程度和医疗健康支出的不断提高，以及各类慢病、重疾发病率攀升及年轻化趋势，针对特定人群的移动医疗健康细分市场会迎来新一轮爆发式发展。健康医疗行业具有垂直多元化特点，互联网医疗患者参与度的提升，给相关产业带来了机会。从医疗服务实际需求的角度，深挖不同人群的需求，通过互联网平台强大的资源优势，为用户提供多层次高效率的医疗健康相关服务，让用户不管身在何处——家里、办公室、健身房、车里，都能触及医疗与健康管理。

线上线下高度融合是互联网医疗产业未来的发展趋势之三。之前的互联网医疗未真正涉足医疗核心业务，没有适当的盈利模式，线上线下不能高度融合也制约了其发展。国家发展互联网医疗的政策出台后，真正的互联网医院模式将会实现线上线下的高度融合，这种线上线下高度融合的模式是推进互联网医疗相关服务功能实现的基础，如分级诊疗、远程会诊、预约服务、电商配送、保险支付等都将得以落实。具备线下医疗资源整合能力的健康医疗类应用在未来将更具优势，可以预言，线上线下相互融合的O2O医疗模式应用将在市场上拥有更强大的竞争力。目前各互联网医疗企业均在寻求与线下平台的高度融合。互联网医院将成为互联网医疗行业的核心，国家关于互联网医院管理办法的出台，必将会促进互联网医疗行业进入新的发展时期。

医药电商将迎来爆发式发展是互联网医疗未来的发展趋势之四。随着国家医疗改革的推进，相关政策不断跟进和落地，将进一步促进处方药电子商务销售和监管模式的创新。随着互联网延伸医嘱、电子处方等网络医疗健康服务的应用，处方药网售权限有望开放，医药企业也将更多地利用电子商务平台优化采购、建立分销体系，提升企业经营效率。进一步推动医药分离，通过互联网有效降低药品销售对医院渠道的依赖性，从而打造完整的购药电商平台生态，医药电商有望迎来爆发式增长。由于医疗行业的特殊性和安全性要求，处方药与非处方药将形成不同的电商业务模式。非处方药和保健品电商对传统线下零售模式有更大的冲击，而处方药电商在互联网医院的平台下则具有更大的爆发空间。未来医药电商的集中度更高，真正贯穿价值链闭环的企业将取得领先，企业需考虑的是，让自身成为平台，还是积极参与到可能在未来致胜的平台中去。医药电商的发展将以全方位服务患者为核心，促进医疗服务模式的升级，提升行业透明度和效率，以利于更好地进行政策监管。

保险支付入场打造行业新生态是互联网医疗未来的发展趋势之五。自《国务院办公厅关于促进"互联网+医疗健康"发展的意见》等相关利好政策密集推出后，互联网医疗服务被纳入医保，这可谓行业破冰之举，使互联网医院发展进入了一个新阶段。在互联网医疗起步之初，医保支付问题被业界认为是制约互联网医疗发展的最大瓶颈。2016年，四川省卫计委、发改委和人社厅联合发布了《关于加快推进互联网+医疗健康服务的指导意见》，同步出台了互联网+医疗健康服务项目价格、医保报销等支撑政策，走在全国前列。2019年，国家医疗保障局印发《关于完善"互联网+"医疗服务价格和医保支付政策的指导意见》，以支持"互联网+"医疗服务有序发展。该文件旨在通过合理确定并动态调整价格、医保支付政策，支持"互联网+"在实现优质医疗资源跨区域流动、促进医疗服务降本增效和公平可及、改善患者就医体验、重构医疗市场竞争关系等方面发挥积极作用。此外，越来越多的互联网医疗企业开始在支付端寻求突破，与保险公司展开更进一步的合作。微医集团、春雨医生和平安健康这三家行业领先者，在快速发展中都有接通保险的计划。微医的业务线之一"微医保"，打造了开放式互联网健康险平台，与人保健康、众安保险、泰康人寿等30多家机构开展了多层次的业务合作，在优质医疗资源集中的地区与25家医院签约，并搭建了与就医数据互联互通的直付和快赔系统。例如2017年，微医牵手国内首家互联网保险公司众安保险推出的国内首款

ACO产品——“家庭守护”互联网医院门诊险，费用结算的40%由患者自付，剩余的60%由商业保险直接支付。

随着以家庭和个人为核心的互联网诊疗服务日益成熟，传统保险公司也开始探索互联网医疗健康服务。例如泰康人寿携手挂号网推出的“医者无忧”保障计划，即是一款互联网医疗健康服务的产品。商保直付将是互联网医疗产业链中的重要角色之一，我国互联网医疗最终将会打造成一个“患者+互联网医疗+商业保险”的新生态。

中医药领域的推广应用是互联网医疗未来发展的趋势之六。目前在我国互联网医疗领域中，互联网中医药处于起步阶段。即使在新兴的互联网医疗领域，相比几大已经晋级亿元级的行业巨头，互联网中医疗创业公司也是比较弱小的。发展中医药成为国家战略，加之屠呦呦获得诺贝尔奖在社会上掀起了一股中医热潮，人们对中医药的关注达到前所未有的高度。互联网中医的未来前景广阔、潜力巨大，其将成为互联网医疗领域新的发展方向。

信息技术及数据的应用是互联网医疗未来的发展趋势之七。由于医疗行业的特殊性，互联网医疗除了要应用互联网平台技术以外，对其他电子信息产业技术的应用也有巨大需求，MEMS传感器技术、5G和Wi-Fi技术的应用让人工智能及可穿戴设备的临床应用成为可能，可穿戴设备的应用可给互联网诊疗相关数据的采集提供便捷，人工智能的应用使得互联网诊疗成为可能，而大数据和云计算的应用可将医疗相关数据的价值进一步放大。它们都为互联网医疗所需。医疗健康的核心是数据，因此相关企业对于数据的重视度将会极大提升。随着在线问诊平台、互联网医院、区域医疗信息化平台等大平台的逐步搭建完成，这些企业将积累海量的医疗基础数据。通过数据挖掘与数据分析进而构建独特的商业模式，将对其发展有极大的促进作用。

信息技术及数据的应用将互联网医疗推进到了高级阶段——智慧医疗模式。智慧医疗是将信息技术充分应用到医疗领域中，支持医疗、设备、药品等信息的数字化处理，跨越原有医疗系统的时空限制，形成医疗物资管理可视化、医疗过程数字化、医疗服务沟通人性化的服务体系。智慧医疗具有全方位互联、全方位感知、全方位分析三大特点。智慧医疗是一个以患者信息为本的协作体系，该体系把医疗服务与患者的基本信息、健康信息等相关信息整合在一起，以期达到诊疗精确化、成本集约化和就诊便捷化。同时智慧医疗通过跨部门面向患者的信息体系，进行信息分析、整理、计算、处理，从而可以帮助医院提高管理效率、优化服务流程；可以提升医务人员的诊疗水平和工作效率；可以提高患者的就诊效率，使其可以随时随地了解自己的电子健康信息；可以协助药品和医疗器械供应链中的供应商、物流企业准确地掌握医疗机构的库存信息，部署配送，节约双方的仓储成本；可以帮助保险公司根据患者个体和人群的疾病谱变化情况，有效地、有针对性地为其提供保险服务。

第二节 我国互联网医院的未来发展趋势

互联网医院在国家相关政策出台后才真正明确其定义，并逐步在政策的规范下不断发展。2014年，广东省第二人民医院成立的“广东省网络医院”是我国互联网医院从概念到现实的首作，此时网络医院这一形式还未被市场和国家政策认可。2015年12月乌镇互联网医院启动，2016年2月浙江大学附属第一医院浙一互联网医院成立，带动了行业互联网意识的“觉醒”。2018年，国家出台了互联网医院的相关规定和监管政策，互联网医院必须依托实体医疗机构建立，这为互联网医院的发展明确了路径。

互联网医院作为“互联网+医疗”的主体模式之一，必将迎来高速发展和模式创新，这也是我国互联网医院未来发展的整体趋势。可以预计，未来互联网医院将以构建医疗共享平台为主导模式，政府、企业、医疗机构三方深度协作，共同推进互联网医院向服务更好、效率更高的深层次发展。国家级的医疗共享平台将起到指导、规范全国医疗服务的作用，探索更为高效的医疗服务。共享平台模式下，医疗资源得到充分释放，医疗分级诊疗得以实现，患者个性需求得到满足，医患之间高度和谐的医疗生态体系得以构建。总体来说，我国互联网医院现阶段发展的路径基本明确，但发展模式会不尽相同。从国家宏观预期及我国医疗机构的现状来看，我国互联网医院未来发展模式基本确立。

区域医联体模式是我国互联网医院未来发展最为确定的趋势。区域医联体作为平台共享型的成熟模式，能有效解决推进分级诊疗中的相关瓶颈问题，如：信息共享和数据直接对接，能解决分级诊疗双向转诊过程中流程瓶颈制约，提升双向转诊的依从性；通过平台让上级医疗机构中的医务人员开展远程诊疗，能有效解决基础医疗资源短缺的状况，从而逐步改变人们的就医习惯，有利于推进分级诊疗的落地。地区性医联体网络医院可以着力于某一病种的治疗研究，发挥区域医疗优势。区域医联体模式的卫星式医疗服务单位，可实现区域医疗网络全覆盖，使医疗服务效率得到极大提高。

专科互联网医院模式有着较大的潜力，是互联网医院未来的发展方向之一。行业分析认为，专科互联网医院有其独特的发展优势，如：专业单一更易整合资源，市场推广效果更加明显，患者认知度更高等。我国专科互联网医院自2016年开始出现，早期多集中在妇科、儿科、肿瘤、疼痛等专科领域，涉及慢病领域的仅有康康血压一家。随着互联网医院行业的不断成熟，慢病领域有望成为专科互联网医院中领先的细分领域，其次可能是儿科和妇科领域。专科互联网医院的运营模

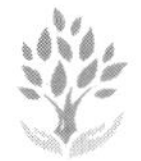

式与全科互联网医院相比，并无太大差别。在2018年的22家专科互联网医院中，以医院为核心发起的就有7家，占比超过30%，这种以医院为主导的专科互联网医院将在未来进入快速发展时期（我国22家专科互联网医院概况如表3-1所示）。

表3-1 国内22家专科互联网医院概况

（资料来源：亿欧网武单单《从“非主流”互联网医院的崛起，看互联网医院未来六大趋势》）

发起方	医院名称	专科类别	成立时间
微医	微医青岛眼科互联网医院	眼科	2017年1月
金蝶医疗	温州医科大学附属眼视光医院互联网医院	眼科	2017年7月
爱尔眼科	爱尔眼科互联网医院	眼科	2018年3月
康康血压	康康慢病互联网医院	慢病	2016年9月
七乐康	石榴云医互联网医院	慢病	2017年3月
涛医宝	涛医宝脑心同治互联网医院	慢病	2017年3月
智云健康	智云互联网医院	慢病	2017年7月
山屿海投资集团	银川山屿海互联网医院	慢病	2018年1月
湖南省儿童医院	湖南儿科互联网医院	儿科	2016年6月
微医	上海儿童互联网医院	儿科	2016年11月
京都儿童医院	京都儿童互联网医院	儿科	2018年9月
四川大学华西第二医院	华西妇女儿童互联网医院	妇幼	2016年12月
济南妇幼保健院	济南妇幼互联网医院	妇幼	2017年3月
华康云医	陕西肿瘤互联网医院	肿瘤	2016年8月
达康医疗	达康医家肾病互联网医院	肾病	2018年7月
爱肾医疗	爱肾云医院	肾病	2018年7月
山东省职业病医院	山东省疼痛专科互联网医院	疼痛	2016年12月
伊佳医美	哈尔滨伊佳医美互联网医院	医美	2018年4月
医美在线	医美在线互联网医院	医美	2018年4月
唯医	唯医骨科互联网医院	骨科	2017年3月
快问中医	快问互联网医院	中医	2017年4月
河北省中医院	河北省中医院互联网医院	中医	2018年2月

随着互联网医院的发展，药品耗材及器械供应链体系将被重新构建。我国公立医院改革的逐步深入，有效控制了医疗行业的不当行为。自从国家推行实施公立医院药品零差价以后，医疗器械及耗材的零差价也逐步落地，这彻底改变了我

国公立医院的收入模式，也将彻底颠覆我国公立医院目前药品耗材及相关临床医用器械的供应链模式。可以预期，随着互联网医院和实体医院的高度融合，围绕互联网医院核心服务的相关产业链将会不断完善，药品电商平台、耗材器械电商平台将会为未来互联网医院构建全新的供应链体系，这也可能成为未来互联网医院的一种盈利模式，其前景值得期待和探讨 。

民营医院融入互联网医疗是互联网医院未来的发展趋势。我国民营医院介入互联网医疗将迎来爆发式突破。目前我国民营医院的总体数量远超公立医院，但由于民营医院总体上存在人才资源短缺的问题，其更依赖市场推广宣传的效应，而互联网医疗平台能有效解决以上问题，因此随着互联网医疗的不断推进，将会迎来民营医院拥抱互联网医疗的浪潮。公立医院一般依赖于院内HIT系统进行互联网医院的搭建，以APP为载体切入；民营医疗机构大多自建信息系统，目前多以微信公众号或服务号为载体切入。2018年，互联网医疗行业中开始涌现出一批民营医院。从需求角度来看，民营医院的人才、运营需要外部优质资源的注入，才能发挥其助力医疗市场多样性的作用；从供给角度来看，民营医院长期闲置的医疗资源能够得到盘活和利用。这是民营互联网医院未来发展的客观需求和内在动力。而盈利状况较好、运营效率高、率先打破信息化瓶颈的民营医院，在尝试进行互联网医院的建设中，会占据领先地位。尽管民营医院融入互联网医疗整体发展尚处于早期，其和以公立医院为主体的互联网医院在运行模式上大致相同，但是民营医院由于内部制度灵活，有较为先进的经营管理理念，因此其更加注重服务的品质。从民营医院的发展现状来看，其服务同质化程度越来越高，缺乏创新，差异化竞争优势越来越不明显，系统智能化水平较低，数据缺乏有效管理和增值，患者管理水平明显不高，医院延伸服务不够且医疗服务的闭环体系不完整。而互联网医院服务模式及功能可以进一步提升民营医院的优势，又能有效克服和改变其劣势，从而被会越来越多的民营医院所接受，具有极大的发展空间。

智慧医疗逐步构建未来智慧医院的智能模式是互联网医院未来的发展趋势。从“智慧医院”这个概念被提出来以后，世界各地的医院都进行了不同的探索，并把互联网技术、人工智能技术用于医疗服务的领域。中国在智慧医院这个领域也进行了一些探索，明确了智慧医院的范围主要包括三大领域。第一个领域是面向医务人员的“智慧医疗”。其以电子病历为核心进行信息化建设，可以使电子病历和影像、检验等系统实现互联互通。随着网络通信及人工智能技术的发展，即将开始应用的5G技术，将会使远程诊疗成为现实，甚至可以实现使用远程机器人完成相关的专业操作。第二个领域是面向患者的“智慧服务”。很多医院的自助结算一体机、预约挂号、预约诊疗、信息提醒以及衍生出来的其他服务(比如停车信息的推送、提示等),都为患者提供了更多的便利。另外随着可穿戴设备的不断改进,医疗数据的采集将会变得更加安全可靠,这也将进一步提升智慧健康管理及智慧医疗的能力和水平。第三个领域是面向医院的“智慧管理”。未来大数据的应用将为智慧管理提供全方位的支持。

第三节 我国互联网医疗发展的主要问题及思考

互联网医疗作为国家“互联网+”战略的重要组成部分，经过近5年的探索和发展，几经沉浮，暴露出了很多具体问题，但同时也逐步明晰未来的发展前景。成研中心通过对我国互联网医疗的发展现状进行梳理，并结合我国医疗行业的实际，总结出了我国互联网医疗发展的主要问题并对其未来的发展提出了建议，以供参考。

一、我国互联网医疗发展的主要问题

从我国互联网医疗发展的过程及阶段性时间节点来看，现阶段制约互联网医疗发展的主要问题，总体来说有以下几个方面：

（一）政策法规的滞后性

首先是国家层面针对互联网医疗的相关政策及法规的制定明显滞后。互联网医疗属于新兴行业，早期的它概念尚不清晰，缺乏行业规范，人们一度将网上轻问诊简单等同于互联网医疗，行业以平台创建为主，且同质化严重。2018年，国家针对远程诊疗、互联网医疗及互联网医院的管理办法出台，从政策层面明确了互联网医疗的发展模式及规范。

其次是互联网医疗价格体系缺乏相应标准。互联网医疗是有偿服务还是无偿服务？如何体现线上医疗服务的价值，提升医疗机构及医务人员的参与动力？如何让患者接受线上服务的有偿支付？这些都需要从政策层面进行明确及规定。尽管在部分地区地方政府为了促进互联网医疗的发展，制订了相应的线上服务价格，但其价格标准很难对体制内医务人员产生吸引力。部分互联网平台尽管制订了自己平台的服务价格，对医务人员具有一定的吸引力，但由于平台只能实现轻问诊功能，缺乏足够的性价比而未被患者接受，这些问题极大地制约了互联网医疗的发展。

再次是医保未能及时覆盖互联网医疗。这直接影响患者对互联网医疗的参与度。我国基本医疗保险基本实现全员覆盖，但迟迟未能实现与互联网医疗的医保支付对接，这对患者参与互联网医疗的积极性带来了很大的制约。如早期互联网医疗主要针对慢病的线上服务，由于医保当时未覆盖线上服务，导致处方药无法真正实现网上外流，这使得以处方外流为主的盈利模式只能是一种理想中的模式，主打这种发展模式的企业最终由于缺乏持续的资本支撑而生存艰难甚至倒闭。

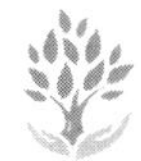

（二）医疗体制的制约性

公立医院一直以来都是我国医疗服务的主体，但目前我国公立医院的数量已经被民营医院超过。国家卫健委数据显示，截至2018年年底，社会办医疗机构数量达到了45.9万家，占比46%；社会办医院数量达到了2.1万家，占比63.5%，超过中国医院总量的一半。然而，如此庞大的民营医院数量，提供的社会医疗服务比重却仅占20%。社会医疗资源分布严重不合理，高端的医疗专家资源几乎被公立医院垄断。尽管国家出台了关于医务人员多点执业的相关文件，但现实情况是，公立医院医生多点执业因受到很多因素的制约，很难实现。同时我国公立医院自收自支的运营模式，在政府对公立医院财政投入不足的情况下，更加深了公立医院对医疗资源的控制，极大地限制了医务人员对互联网医疗的参与。

（三）医疗行业的特殊性

医疗行业有着极大的特殊性。有观点认为，实施互联网医疗能够让医生从医院独立出来，从而改变患者与医院之间的线性关系，建立患者、医院、医生三者之间的三角关系，甚至构建患者、医院、医生、医保之间的四边形关系。但实际上，不论医生能否从单位人变成社会人，不论医保与医疗、医药能否形成联动机制，不论是控制医疗费用还是建立医疗服务制度，最终靠的都是制度改革和创新，而不仅是技术创新。互联网只是为重构医疗生态提供了新的机遇和平台，仅仅以互联网思维发展互联网医疗，很难取得实质性成功，也会极大地制约互联网医疗的发展。

由于公立医院在基础建设及信息化水平上有着较大的差异，医院孤岛现象相当严重。目前绝大多数地方的医疗机构之间难以实现互联互通，患者检验检查结果不能共享，这严重阻碍了不同级别的医疗机构之间相互转诊，居民电子病历数据库、区域信息平台等均无法建立。究其原因：从主观方面看，患者病历实际上体现着接诊大夫的经验和能力，各医疗机构为了各自利益不愿将患者的相关信息公开共享；从客观方面看，各医疗机构的技术标准不统一，不仅它们使用的信息系统不同，标准化水平低、相互之间难以实现连接，而且各医疗机构的基础数据库标准也不统一，病种编码、收费代码等各不一致，即使互联互通，也难以实现信息共享。互联网医疗不是无本之木、无源之水，实体医院是互联网医疗的主体，只有将实体医院的医疗信息及相关数据进行高度整合共享，解决实体医院的孤岛问题，互联网医疗平台才能发挥其优势。

（四）如何适应DRGs支付下“成本为王”的时代

DRGs根据病人的年龄、性别、住院天数、临床诊断、病症、手术、疾病严重程度、合并症与并发症及转归等因素把病人分入若干个诊断相关组，然后决定应该给医院多少补偿。DRGs是当今世界公认的比较先进的医疗支付方式之一。它的指导思想就是通过制定统一的疾病诊断分类定额支付标准，达到医疗资源利用标准化。这有助于激励医院加强医疗质量管理，迫使医院为获得利润主动降低成本，缩短患者的住院天数，减少诱导性医疗费用支付，其核心理念是价值医疗。

随着我国医疗体制改革的深入，支付制度改革势在必行，2017年6月28日国务院办公厅印发的《国务院办公厅关于进一步深化基本医疗保险支付方式改革的指导意见》要求，从2017年起，进一步加强医保基金预算管理，全面推行以按病种付费为主的多元复合式医保支付方式。到2020年，医保支付方式改革覆盖所有医疗机构及医疗服务，按项目付费占比明显下降。随着我国支付制度改革的推进及完成，医疗行业将全面进入“成本为王”的新时代。互联网医疗行业由于其资源整合的高效性，在成本控制上优势明显，实体医疗机构也将会大力发展和充分利用互联网医疗的这一优势，从而实现成本控制的目标，这必然也会有效促进互联网医疗产业的发展。但整个医疗行业（包括纯粹的互联网医疗企业）如何做好成本管控是其未来能够成功发展的必修课。

二、我国互联网医疗未来发展的思考

2018年4月28日，国务院办公厅发布的《国务院办公厅关于促进“互联网+医疗健康”发展的意见》，是深入贯彻落实习近平新时代中国特色社会主义思想和党的十九大精神，推进实施健康中国战略的重要举措，也是互联网医疗行业发展的指导性文件。“互联网+医疗健康”的实施将有助于提升医疗卫生的现代化管理水平，优化资源配置，创新服务模式，提高服务效率，降低服务成本，满足人民群众日益增长的医疗卫生健康需求。互联网医疗也有望成为我国公立医院医疗体制改革的催化剂，逐步破解我国医疗行业的诸多痛点。结合我国互联网医疗的发展现状及存在的主要问题，我们提出以下关于互联网医疗未来发展的建议供相关部门参考，同时为互联网医疗企业的业务发展提供借鉴。

（一）坚持政府主导，统一规划协调推进

“互联网+医疗健康”是国家战略，要想推动互联网医疗产业的健康发展，就要坚持政府主导，发挥政府宏观指导作用，不断创新体制机制，为互联网医疗行业的

发展提供有效的制度保障。首先,应从国家及各地政府层面加强总体规划,做好顶层设计。将互联网医疗发展规划纳入医改系列措施之中,统筹考虑、协调推进,切实发挥互联网技术在推动医疗体制改革方面的作用。其次,通过互联网医疗平台切实有效推进“医药分开”,及时落实基本医疗保险及商业保险介入互联网医疗的相关政策及多点执业等。最后,政府部门应加大财政投入支持医疗机构信息化建设及平台建设。我国公立医疗机构信息化水平参差不齐,特别是基层医疗机构资金有限,平台建设困难,政府部门应根据实际,加大财政投入,有效推进互联网医疗的实施和发展。

(二)规范平台建设,充分发挥互联网平台在医疗健康领域的优势

目前我国互联网医疗企业纷纷建立了自己的平台,但部分功能和实体医院信息化建设重复,造成极大的资源浪费。实际上互联网医疗平台建设应有统一的平台标准体系,在全国或者各地区上线统一功能的互联网医疗平台,将区域内的医疗资源进行有效整合,以便于患者就医咨询,同时也可提升患者对平台的依从性。建议从政府层面统一推广各地互联网平台,如阿里巴巴为浙江省卫健委及医疗机构免费提供的互联网监管平台及医疗平台,值得推广。要进一步推进信息互联互通,既要推进各级医疗机构之间的互联互通,又要推进医疗机构与卫健委、医保等部门的互联互通,为推进三医联动提供数据支撑。随着医保控费压力的增强,医保经办机构完全应该接入信息平台,从而加强医保支付监管,实现网上即时结算。同时应推进民政、公安等部门与医疗卫生信息平台的共享互通。

要充分发挥互联网医疗平台的作用,实现信息共享和服务。一方面要打破医院的“信息数据孤岛”现状,建立个人健康档案,便于个人携带就医;通过自助一体机及移动终端的使用,实行预约挂号、脱卡支付、检验结果查询等服务,有效替代人工服务,提高服务质量。另一方面,要鼓励有实力的医院在互联网医院平台上开发医院个性化的互联网医疗的延伸服务,以体现医院自身特色和满足个性化人群诊疗的需要。通过信息共享逐步实现区域内医疗资源的有效匹配,切实提升医疗服务能力。

大力推广远程医疗平台的应用。以大型公立医院为基点,建立全市公立远程医疗平台。充分利用互联网平台优势,利用远程移动平台和相关医疗数据的共享,开展多种形式的远程诊疗服务,利用远程诊疗平台让优质资源发挥最大效率,有效提升患者的就医便捷性和满意度。

（三）积极推进互联网医院建设，发挥其在互联网医疗健康中的核心作用

政府应积极推进和引导互联网医院的建设，鼓励互联网医院建立互联网医联体平台。现阶段我国公立医院对互联网医疗的认知和接受度较低，因此积极参与互联网医疗建设的医院还不多。所以应从政府层面积极推进实体医院参与互联网医疗的发展，鼓励实体医院成立互联网医院，通过互联网医院的技术及平台优势，实现互联网医联体内的信息及资源的共享，有效推进医联体内分级诊疗的实现。尤其要鼓励各级医疗机构（特别基础公立医疗机构）与互联网医院建成综合、专科等多种特色形式的互联网医联体，在网上提供各种接入机构的门诊预约、检验检查项目、远程诊疗等服务，规范合作基层医疗机构的就医秩序和提高其诊疗服务能力，并形成以公立医院为主体的医疗网络服务体系，这样才有可能有效解决目前我国医疗行业的诸多痛点，切实发挥互联网医疗的作用。

不断提升互联网医院的整体运营能力，充分发挥互联网医院的核心作用。互联网医院是互联网医疗的核心主体，其他产业链均应围绕医疗服务的核心进行发展。首先应明确各医疗机构、运营服务方、医生、社会第三方医疗服务机构等的责权利关系，进一步优化互联网医院的运行模式，通过市场化机制推动互联网医院的高效运营。其次应充分发挥互联网平台优势，围绕医疗服务核心功能，主动探索和挖掘各种延伸服务，并通过互联网医疗相关产业链构建全新的医疗服务模式，同时带动相关产业链的良好发展。

（四）进一步明确法律责任，强化落实行业规范和安全监管

互联网医疗作为一个新兴行业，需要明确法律责任，强化法律监管。一方面要完善相关法律法规，明确医疗机构、医生、患者、互联网企业等之间的法律责任；另一方面要加强信息安全及行业执法的监管，加大执法力度，确保患者安全，维护好患者的隐私权。建议卫生健康行政部门通过监管平台，与所有开展互联网医疗服务的医疗机构和互联网医疗服务平台实现信息传输对接，对互联网医疗服务进行动态监管。推进互联网可信体系建设，提升行业监管能力，如全国统一标识的医疗卫生人员和医疗卫生机构可信医学数字身份，实行电子实名认证健全数据访问控制信息系统，完善医师、护士、医疗机构的电子注册系统。通过这些措施，互联网健康医疗服务产生的数据可以全程留痕，可查询、可追溯，同时保证访问、处理数据的行为可管、可控，满足行业监管需求。随着互联网医疗的不断发展，其相关产业链也将不断形成，除了前面提到的要加强互联网医疗主体的行业监管外，还应该加强相关产业链的监管，如医药电商的监管，可穿戴设备的质量及安全监管等。

（五）做好适应价值医疗、适应整合医疗、适应DRGs支付下的互联网医疗建设的新需求

未来互联网医疗行业的发展一定要适应我国医疗体制改革及医疗行业发展的大势，主要是做好三个方面的适应，即适应价值医疗、适应整合医疗、适应DRGs支付下的互联网医疗建设的新需求。

价值医疗（Value Based Healthcare）是医院和医生等医疗服务提供者根据患者的治疗结果获得报酬的一种医疗模式。在基于价值的治疗协议下，医疗服务提供者可以通过以资料为基础的方式来改善患者健康，减少慢性病的影响和发病率，使患者过上更健康的生活。

价值医疗的概念是由被称为“竞争战略之父”的哈佛大学商学院著名教授迈克尔·波特提出的。迈克尔·波特致力于卫生经济学的研究，重点是调整和重新建立医疗健康行业的秩序，最大限度地使患者从医疗服务中获益，衡量标准是“每花费一美元患者获得的健康结果”。在奥巴马总统任期内，以迈克尔·波特为代表的学者反思美国医疗保健体系长期存在的“重富人轻穷人”“重治疗轻预防”“重医药产业轻基本服务”等诸多问题，正式提出推进价值医疗这一新的模式，使医疗保健体系在单位成本内有更高的健康绩效产出。近年来，世界各国也都在不断探索和实践价值医疗的不同模式。

“价值医疗”在中国的实践始于2016年，中国政府、世界银行、世界卫生组织联合发布“三方五家”的医改报告——《深化中国医药卫生体制改革——建设基于价值的优质服务提供体系》中明确提到，探索如何在一定成本下获得最佳的治疗效果，倡导从传统医疗服务转型为“以人为本的一体化服务（PCIC）”，实现供给侧（医疗服务商）与需求侧（公众）利益的平衡。到2019年，价值医疗从一个新鲜名词，逐步发展成我国医学界和行业的热点话题，逐步得到国家卫生健康委、国家医保局等主管部门和各界专家智囊的鼓励与支持。与传统的医疗系统相比，“价值医疗”有潜力在大幅改善医疗效果的同时显著降低成本，这也是医疗系统转型的大势所趋。在价值医疗转型的进程中，以患者为中心的理念逐渐深入人心，医疗行业的各相关方将迎来重大转变，互联网医疗行业应抓住这个契机，利用其本身的优势和特点，帮助推进和实现“价值医疗”的新格局。

整合医疗是指利用一个有序的、协调的、合作的网络，整合不同服务体系和不同层次主体之间的各种技术、程序和结构，参与主体通过正式和非正式手段，提供和促进医疗服务，实现系统的优化和效率的提升，核心目的是解决医疗服务的可

及性和完整性问题，以弥合割裂的医疗服务体系。整合医疗实为卫生资源及卫生服务的整合，由于层级关系不同可分为横向整合和纵向整合。整合医疗的本质是为了解决卫生服务体系的结构性矛盾。整合医疗是现代医学模式和整体医学观在实践中的具体表现形式，强调系统内的互动和合作，解决医疗服务体系无序竞争状态，其最终目标和本质是实现价值医疗模式。互联网医疗在整合医疗模式的形成中能成为核心中介或媒体，在医疗资源和服务体系的整合中发挥重要作用。

DRGs支付制度是基本医疗保险费用支付方式的一场革命。推进实施DRGs支付表面上看是促进医院有效控制成本，提升资源利用率，自主管控过度医疗，降低医疗保障支出，但其核心理念也是为了实现价值医疗，是价值医疗推进过程的有效举措。

综上所述，根据现代医疗模式的转变和医疗行业的发展趋势，结合我国社会及医疗卫生的现状，我们认为推进价值医疗是为了有效解决我国现阶段医疗资源相对不足与人民对健康需求不断增长间的矛盾，节约社会资源及成本以缓解我国目前医疗保障体系的压力，促进医疗行业回归医疗本身实现良性发展。

（六）逐步摸清互联网大健康各细节的成本支撑规律

互联网医疗的公益性主要靠政府主导去解决，其市场性则要根据自身特点与市场规律去解决，互联网大健康各产业应有其发展运行的基本规律，如商业模式与成本支撑规律，各产业链利益共享规则，互联网平台与实体机构合作而形成的复利效应的共享模式等。当然我们还需要在不断发展中去探索找到互联网大健康产业持续发展和良性运行的路径，才能最终形成具有我国特色的医疗卫生保障体系的新格局，有效促进健康中国战略目标的实现。